科學實證 人人適用

# 百變211
## 終極瘦身密碼

初日診所院長、肥胖症專科&家醫科醫師

### 宋晏仁/著

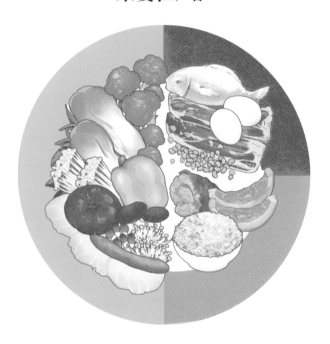

## PART 1 為什麼人類越來越肥、越減越肥、越來越難減肥？

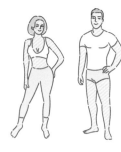

**PART 3** 211+ 生酮、168，
為減肥裝上加速器

結語 ## 肥胖、糖胖、代謝胖，胖胖相連

作者序

# 減肥必須簡單有理

　　我以愉悅昂揚的心情寫作本書，過程卻歷盡艱辛。不是因為打字太累，或腹笥窘困，一字捻斷數莖鬚，而是這幾年對肥胖及代謝疾病有更多涉獵，及許多實踐後的震撼經驗，無法在一本書篇幅裡完成，取捨之間，情感頗為折磨。

　　2017 年出版上一本書《終生瘦用：211 全平衡瘦身法》時，我的體重維持在約 73 公斤接近三年。那時我剛完成肥胖症專科醫師考試不久，知道減肥成功的一個關鍵點是「三年不復胖」，所以當時我只是誠心分享我的減肥歷程，以及如實陳述對重拾身體健康的體悟與喜悅。後來很多讀者採納該書故事與方法，從而重拾健康；更多讀者在我的臉書社團「糖毒勒戒所」分享他們的 211 餐盤與執行成功的經驗，嘉惠社團裡的新舊瘦友。

　　我很喜歡一部老電影「把愛傳出去」，故事主角是一個小學生，他的新學期作業赫然是「改變世界」，他想到一個方法，就是你幫助一個人，不求回報，只請他再去幫助三個人，並請那三個受助者，也都照著

**減肥必須簡單有理**

做下去……這樣很快就有很多人受幫助，並繼續幫助更多人。謝謝瘦友們的推廣分享，讓更多人受惠，我覺得我們正在改變世界。

這本書截稿之際，也就是 2023 年 8 月 30 日，我正好成功減重屆滿九年。我的身體更為精實，體重仍維持在 71-73 公斤，體脂肪 16-19%。這些年來我對於體重控制機轉有了更多理解，記得當初受肥胖醫學訓練時，老師建議了一本參考讀物，書名《為何減肥那麼難》（已絕版）。受那本書影響，我一直相信減肥真的很難。翻開肥胖醫學文獻，不同理論各執一詞；飲食法不斷推陳出新，各有千秋；門診中，不斷會遇到減肥卡關、無法控制飲食、無法改變生活習慣的人，還有不知原因突然胖起來的人。這時候，我覺得減肥真的很困難。

但寫作本書的過程中，我把理論再仔細複習爬梳，發現減肥不應該是困難的。那本書的英文原題為《Fat: Fighting the Obesity Epidemic》，是一本減肥策略與研究的歷史紀錄，精要敘述了科學界為克服肥胖的很多探索。但是，那些研究幾乎都基於一個基本假設，那就是「肥胖是因為吃太多、動太少」。從熱力學角度看，這假設完全符合物理學的能量守恆定律，然而人體是有血、有肉、有情感、有私生活，也有社會壓力的有機體，用機械物理最難執行的熱量理論來對付血肉之軀，減肥當然很困難。

本書就是希望提供一個簡單且能終生執行的原則。我會把目前各種肥胖的理論稍作鋪陳，然後說明為何 211 原則幾乎符合所有理論，因此減重成功機率最高。這些年網路資訊發達，各種飲食法的爭議近乎白熱化，加上我在門診中實際看到了不同人士的需要，因此本書的 211 餐盤也有全新風貌，我稱之為「**百變 211**」，或者「**211+X**」，例如 211K

就是生酮版的 211，211V 是蔬食版，211+168 就是 211 加上 168 間歇性斷食法了。每個人體質不同，減重若只算熱量，絕對不會成功。我們生活的情境也經常變化，只有掌握簡單有效的原則，靈活運用，才能在充滿致胖食物的惡劣環境中，戰勝肥胖。

本書從瘦友易踩的減肥地雷開始，直接進入減肥重大理論的描述，然後提出一個整合觀點，說明這些理論與 211 飲食法的關聯性，必要時以知識看片箱（BOX）的形式把關鍵研究特別說明，讓有興趣鑽研數據的讀者，了解 211 法則的理論基礎，但對於想快速讀完主軸故事的朋友，跳過 BOX 也不影響故事軸線。第三部分本想談很多肥胖醫學界最爭議的議題，但發現細講下去，全書將會比磚塊更硬更重，因此只講了幾個對本書最相關的題目，其他的議題，只好留到下一本書了。

本書完成，還要感謝我診所與群健科技公司（Cofit）的營養師團隊，幫我製作了 211 的食譜（請參考特別收錄 2, P.244），讓有需要的讀者，在入門的時候，有些參考的依據。但我相信，只要你掌握了 211 的原則，心中有餐盤，行遍天下，皆可胖瘦自如。

最後，我要感謝原水出版社的編輯群耐心陪伴，尤其是潘玉女小姐，被我要求來「監督」我，並提供一個辦公桌，讓我可以專心寫作。我也要感謝我的妻子與女兒，讓我可以無後顧之憂，全力完成這本書。這本書最大期盼，是提供一個簡單、有理，可以因地因時制宜，隨時可用、終生受用的瘦身、健身、養生的方法。祝福大家。

前言

# 我到底胖不胖？

　　我沒做肥胖治療之前，只知道自己減肥很難，但沒料到肥胖「學」的內容驚人的複雜，連最新版的內科學聖經《哈里遜內科學原理》（Harrison's Principles of Internal Medicine）都說導致肥胖的原因仍「撲朔迷離（elusive）」。**其實肥胖從定義、分類到病因，都複雜且充滿爭議**，無論在生理學、遺傳學、營養學、心理學和社會學等多個學科範疇，學者都有不同見解。

　　正因如此，減肥方法完全無法標準化，全球醫學院至今無肥胖專科課程，既然肥胖成因「撲朔迷離」，減肥藥物的開發就陷於捕風捉影，效果不均，並非人人有效，而且經常因為嚴重副作用，很快勒令下市。有很長一段時間，台灣只剩一個官方許可、但效果不彰且副作用很惱人的藥物，大部分人幾天就放棄。既無穩定有效的藥物可用，醫學院就很難講授「標準療程」（西醫傾向用藥物解決問題），健保又不給付費事耗時的行為治療、飲食或運動指導，難怪大部分醫生都不做減重業務。

　　首先，我們先就肥胖最基本的定義問題來探討，讓您了解一下，作

為減重專業醫師，有時候得花很多時間說服你「你不是真的胖」。

## 多胖才算胖？

首先，怎樣叫做「肥胖」，大家（包括專家、非專家，還有你我等一般人）意見就不同。有人擺明是胖子，卻說自己「只是骨架大」，有人已經很苗條，卻追求「回到從前」。但也有一群「瘦胖子」，外表很瘦，體脂率卻嚇人，再不減「肥」可能很快就有健康問題！醫學定義的肥胖則是「體脂肪堆積過多，達到導致增加疾病風險或已經發生疾病的程度」，**這裡面有四個重點：體脂肪、堆積、「過多」、增加疾病風險或已經發生疾病**。

第一個重點，肥胖是「**體脂肪**」的過多，不是水分，也不是肌肉。水太多是水腫，可能是腎病、心臟衰竭、甲狀腺低下等疾病造成，不是肥胖。大塊肌肉的人，即使體脂率正常，看起來也會很「大隻」，但那是壯，不是胖。

第二個重點是「**堆積**」。均勻分布的脂肪，問題不大；堆積在特定部位，例如上半身、腹部、腹內、內臟，甚至肌肉內，那就非常危險，即使體重正常，都是問題。

第三個重點是「**過多**」，這就是充滿爭議的定義了。怎樣叫做過多？標準是什麼？英國新堡大學（New Castle University）的糖尿病大師羅伊泰勒（Roy Taylor）教授認為，每個人都有一個「個人脂肪閾值」（personal fat threshold，簡稱 PFT），超過 PFT 就易導致肥胖的併

發症，尤其是糖尿病[1]。他最著名的研究是所謂「逆轉糖尿病」的臨床試驗，運用飲食策略讓病人體脂低於其 PFT 閾值，就可以減少糖尿病藥物使用，甚至不需藥物，所以稱為「逆轉」（reversal）。由於「逆轉」易讓人有不切實際的期待，以為「逆轉＝康復」，所以醫界現在傾向用「緩解」（remission）來說明，體脂肪降低到 PFT 以下，就可能達到緩解糖尿病的目的，而要維持緩解狀態，必須維持體脂肪低於 PFT。由於每人對脂肪承受力不同，因此每人都有不同的 PFT。

我在臨床上非常喜歡應用 PFT 的觀念，減重成果要能夠維持，就要時時注意體脂肪是否在 PFT 以下。那麼 PFT 如何測量？就實際脂肪量而言，泰勒教授的研究指出，任何人減少 15% 的體重，應可達到低於 PFT 的目標。但依我這些年的臨床實作，我認為最佳的判斷方式，還是回歸代謝症候群指標，也就是血壓、腰圍、血糖、三酸甘油酯（TG）及高密度脂蛋白膽固醇（HDL）。這些臨床指標都指向一個病理機轉，就是「**胰島素阻抗**」。維持代謝指標在健康範圍的「任何做法」，都可以維持較低的胰島素阻抗、較高的胰島素敏感度，那就是「維持在 PFT 以下」了。**減重達標後的維持期，最敏感的指標，就是這些胰島素阻抗指標。只要掌握低胰島素阻抗的飲食生活策略，你就不易復胖，也就不易發生代謝性疾病。**

第四個重點是「**增加疾病風險或已經發生疾病**」。有些人為了美觀的目的，瘋狂節食減重，結果卻發生掉頭髮、肌肉流失、月經停止、精神渙散、皮膚潰爛等症狀，這是沒有必要的。現在全球人口體重大增，科學家反而發現，原來很多傳統指標界定為肥胖的人士，居然沒有任何代謝或非代謝性疾病跡象。

## 個人脂肪閾值與逆轉糖尿病

個人脂肪閾值（Personal Fat Threshold; PFT）意指每個人的「脂肪儲存容額」上限，超過這個上限，就可能引發疾病，它強調「個人化指標」，每個人閾值都不同。

各種肥胖「診斷」標準，包括身體質量指數（BMI）、體脂率、腰圍、腰臀比等，都來自大型公衛研究數據，將這些指標與疾病（主要是糖尿病、高血壓、血脂異常、心梗、腦中風、癌症等）發生率做統計的關聯性分析後，指定某個切點（cut-off point）作為判定標準，例如台灣以 BMI 大於 24 為過重，大於 27 位肥胖、大於 35 為病態性肥胖等。但個人脂肪閾值是以個人為標準，類似從疾病狀態回推，例如某人被診斷為糖尿病，那麼他的體脂率或身體「某部分」（例如胰臟）的脂肪堆積應已超過其「個人脂肪閾值」，即使 BMI 只有 21，體脂率也許只有 25%，仍是超過其「閾值」。

英國新堡大學的羅伊泰勒（Roy Taylor）教授以磁震造影檢查(MRI)為工具，發現糖尿病人大部分有肝臟與胰臟的脂肪堆積，與體重、BMI、體脂率都不相關，但是與「腰臀比」有相關性（$p$=0.02）。圖 1 是他論文裡的 MRI 範例，可看到糖尿病患者的胰臟面積較小，外廓羽狀不規則，正常胰臟則外廓平滑豐滿。糖尿病人的胰臟不僅體積較小，其胰臟內脂肪（三酸甘油酯）含量，也比正常人高，如圖 2。[2]

根據這個觀察，泰勒提出假設，認為有些人的**「專業脂肪」**（通常是**皮下脂肪**）的健康儲存容額較大，可容納較多脂肪，即使體重很重，仍可承載而不發生疾病。但有些人容額小，一旦超過「閾值」或「上限」，脂肪就往內臟堆積。肝臟是最早被堆積的器官，很多人在被確診為糖尿病前很多年，就有脂肪肝。等肝臟脂肪堆滿（肝臟脂肪也有個人閾值），就會「溢出」（spill over）而堆積到胰臟，損傷胰島功能，造成胰島素分泌異常。**脂肪肝**是肝臟

發生胰島素阻抗的表徵，**脂肪胰**則是胰臟內形成了胰島素阻抗，阻抗越強，胰島素分泌就越多；胰島素分泌越多，阻抗就又變得越強，形成肝臟與胰臟兩個惡性循環，終於胰島素阻抗強大到胰島素再也無法把血糖控制在正常範圍，就變成了糖尿病。這兩個惡性循環就是泰勒有名的糖尿病**「雙循環致病說」**（Twin cycle hypothesis）。在這裡你會發現，糖尿病的發病原因也是有很多理論的，不是莫名其妙血糖高起來就是糖尿病；治療糖尿病若只是著眼於把血糖降低（治標），而不去治療病因（治本），糖尿病永遠不會好轉。

有了雙循環的病因假說，泰勒就在思考治本之道。一個關鍵契機是，泰勒看到減重手術後數周內，病人體重尚未明顯下降，血糖血壓卻迅速改善，甚

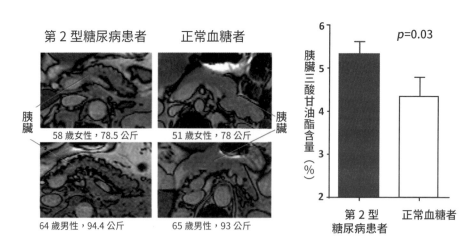

圖1 糖尿病人的胰臟與正常血糖的人比較圖（MRI）：糖尿病患者的胰臟面積較小，且外廓呈羽狀不規則，正常人的胰臟則豐滿平滑。

圖2 糖尿病人的胰臟與正常人的胰臟內三酸甘油酯含量比較：糖尿病患者胰臟內脂肪較正常人多20%。

至必須拿掉藥物，於是他更相信傳統上認定糖尿病「只會不斷惡化，不會逆向好轉」是錯誤的觀念。他模擬減重手術後初期的飲食狀態，設計了一個「極低熱量飲食」的策略，來測試對於糖尿病發病六年內病人的治療效果，結果在八周「極低熱量飲食」，迅速移除「熱量」後（筆者按：或者是移除碳水化合物的總負擔？），大部分病人血糖都大幅改善，甚至到達正常範圍（圖3左），並大幅減少藥物，甚至不用藥物。進一步分析，發現這些人的脂肪肝（圖3中）、脂肪胰（圖3右）都消失了[3]，這就是有名的「逆轉糖尿病」研究最精華的部分。

　　我個人對極低熱量飲食保持尊敬，卻不敢推薦給病人，原因之一是我自己無法執行，之二是我的少數病人自行嘗試後發生酮酸中毒。但由於泰勒的成功，自2012年來有很多專家發展出各種修正策略，也達到逆轉糖尿病的效果。過去幾年，我在臨床上運用211法則，發現一樣可以有效減重、逆轉糖尿病，但是卻比極低熱量飲食容易且長久的執行。

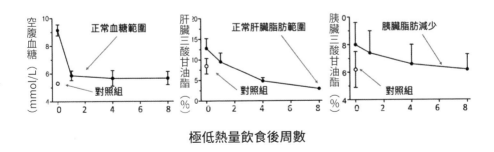

圖3 八週積極減重使糖尿病人血糖正常，肝胰脂肪大幅減少

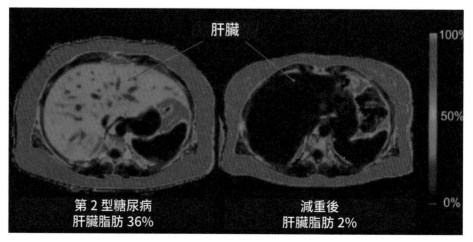

圖 4 糖尿病人八週積極減重後肝臟脂肪恢復正常（MRI）

　　總結來說，**BMI**、**體脂率**這類標準，適用於**「預防」**：如果你的 BMI 或任何其他肥胖標準超標了，那麼可以推論你的心血管、糖尿病、癌症等代謝疾病疾病風險增加，應該積極減重作為預防手段，以免日後生病。**「個人脂肪閾值」**則適用於**「治療」**，也就說，如果你的體檢報告已經有高血壓、血脂異常、血糖偏高，即使身體無任何不適感或症狀輕微，體重也未達任何肥胖標準，但你的肥胖程度已經超過「閾值」，應該以積極減重作為治療手段，即使要減少的體重不多，對疾病卻有極佳的治療效果。靈活應用肥胖醫學的這些標準，可以讓你有更明確的保健方向，也讓醫師們有更精準的醫療策略。

# 肥胖的科學判定方法

由於肥胖相關疾病多為沒有感覺的慢性病，但等到發病了都相當麻煩，所以我覺得有必要說明一些判定自己是否肥胖的方式，有些其實很簡單，只要幾個數字計算一下，就可以知道自己是否有肥胖「症」的風險，但請記住，並非每個方法都是絕對的，也並不都指向疾病。

## 1. 身體質量指數（Body Mass Index, BMI）

這是目前最廣泛使用的指標，甚至被世界衛生組織用來做「肥胖分級」的標準，只要知道自己的體重、身高，就可以計算得到，公式為 BMI= 體重（公斤）/ 身高（公尺）$^2$。

| 身體質量指數（BMI）之標準（台灣 2013 版） | |
| --- | --- |
| 體重過輕 | BMI < 18.5 |
| 正常範圍 | 18.5 ≤ BMI < 24 |
| 過重與肥胖 | 過重：24 ≤ BMI < 27<br>輕度肥胖：27 ≤ BMI < 30<br>中度肥胖：30 ≤ BM1 ≤ 35<br>重度 / 病態肥胖：BMI ≥ 35 |

要注意的是，各國、各人種的 BMI 標準不同。歐美高加索族或拉丁民族，BMI 25 以上才算過重，30 以上為肥胖；亞太國家則採 BMI 23 以上為過重、BMI 25 以上為肥胖，但台灣國民健康署卻採用 BMI 24 以上才算過重，BMI 27 以上為肥胖，比其他亞洲國家寬鬆。即使如此，**台灣人仍超過半數為過重或肥胖**（詳見 Part 1），2012 年甚至名列亞洲第一，若

採亞太標準，台灣過重及肥胖人口比例將更驚人。台北馬偕紀念醫院曾做過臨床研究，認為 BMI 23 作為切點比較有疾病預測力。國民健康署最新版的成人肥胖防治指引（2023 年 1 月），回顧了國內健檢資料庫、流行病學研究，也發現亞太標準比較適用於台灣人的疾病風險預測。不過，在比對了共病症程度、整體死亡率及公衛篩檢力的效益後，該指引仍維持 BMI 大於 24 為過重，但請注意：體重過重就已經增加疾病風險了。

那麼，有沒有所謂最健康的體重呢？國民健康署建議 BMI 22 為理想體重，但是我的臨床觀察卻發現，女生 BMI 22「看起來」會有點肉肉的，BMI 23 就有點胖了，成年男性 BMI 22 看起來卻有點清瘦乾扁，連 BMI 23 都看起來頗瘦，要到 BMI 接近 24 才看起來比較有「男人味」。

## 2. 腰圍（Waist Circumference, WC）

這個方法很簡單，用帶尺量在肚子上繞一圈就可以知道。但光是量腰圍也有好多不同做法，有人量肚臍的位置，有人量臍上 1 公分。國健署建議量**肋骨下緣到髖骨上緣中間**，但有些人脂肪量大，摸不到肋骨也摸不到髖骨，就很難測量了。

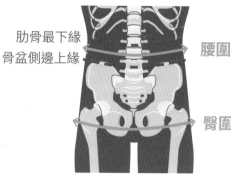

肋骨最下緣
骨盆側邊上緣
腰圍
臀圍

正確量腰圍與臀圍

更簡便的方法，可以用褲子的腰寬當作參考值，例如女生腰寬超過 32 吋、男生超過 36 吋，就算是胖了。

| 腰圍標準（台灣） | | |
|---|---|---|
| | 正常 | 肥胖 |
| 女性 | ＜80 公分 | ≧ 80 公分 （32 吋） |
| 男性 | ＜90 公分 | ≧ 90 公分 （36 吋） |

**臨床研究發現，腰圍比 BMI 更具疾病預測意義**。俗話說「宰相肚裡能撐船」，古人是指「度」大能容，今人「肚」大肯定是肥。國健署最新一期國民營養調查，發現女性腰圍超標比例居然達 52.8%，過半數女性腰圍過粗，疾病風險不可不注意。

但是，如同 BMI，腰圍量測也不周詳，例如 180 公分的人與 160 公分的人，同樣腰圍 90 公分，疾病風險卻不同。所以，只量腰圍還不夠，應參考以下的**腰臀比**或**腰圍身高比**。

## 3. 腰臀比（Waist-to-Hip Ratio, WHR）

就是腰圍與臀圍的比值。許多研究認為腰臀比對於心肌梗塞、腦中風和 2 型糖尿病的風險，更具預測力。臀圍測量通常要別人幫忙，自己量不太準。基本步驟是受測者雙腳與肩同寬站定，測量者用帶尺測量**大腿和臀部最寬的部分**，通常是臀部最突出處，帶尺必須與地面平行，貼緊皮膚。有些專業型體脂計會直接提供估計值供參考。

| 腰臀比標準 | | |
|---|---|---|
| | 正常 | 肥胖 |
| 女性 | 0.75-0.8 | 0.85 以上 |
| 男性 | 0.85-0.9 | 0.95 以上 |

女性在生育年齡，女性荷爾蒙充足平衡，體態通常胸挺、腰細、臀豐。但更年期前後，女性荷爾蒙（尤其雌二醇）大幅下降，體態可能就變了，腰部很容易變大，腰臀比也變高，罹患代謝症的風險也快速增加。年輕女性如果腰臀比很小，臀部、大腿相形之下比例很大，那就有可能是女性荷爾蒙失衡的徵象，通常是雌激素（主要是雌二醇）相對於黃體酮的比例過高，即所謂「**雌激素優勢**」體型[4]。

## 4. 體脂率（Body Fat Mass %）

體脂率是指脂肪重量占總體重的比例（%）。許多研究發現體脂率是評估疾病風險的有意義指標。國健署成人肥胖防治臨床指引，對體脂率的標準沒有具體建議；全球研究參考範圍如下：

- **男性體脂率正常為 6-24%，大於或等於 25% 為過高**
- **女性體脂率正常為 16-30%，大於或等於 30% 為過高**

但需注意，體脂率正常範圍因年齡、性別和種族而異。體脂率的測量方式也有很多，包括生物電阻抗分析（Bioelectrical impedance analysis, BIA，俗稱體脂計、體組成儀）、雙能 X 射線吸收測定（dual-energy x-ray absorptiometry, DXA）、皮膚摺厚度測量和水下稱重等，比較精確但昂貴麻煩的，則是電腦斷層掃描或磁振造影。不同方法的準確度和便利性不同。以下是中華民國肥胖研究學會建議的體脂率操作型定義：

| 體脂率之標準（參考用） | | | |
|---|---|---|---|
| | **理想** | | **肥胖** |
| | 年齡 <30 歲 | 年齡 >30 歲 | 不分年齡 |
| **女性** | 16 - 24 % | 20 - 29 % | >30 % |
| **男性** | 14 - 20 % | 16 - 24 % | >25 % |

近年健身風氣盛行，許多健身咖追求個位數的體脂率。我個人覺得，那是健身選手的競賽目標，我們追求的是健康。就像運動，誰說打網球就一定要進入溫布頓？健身也一樣，男性體脂率 20%，女性 24%，就非常健康而且好看了。

## 5. 腰圍身高比（Waist-to-Height Ratio, WHtR）

這是一種簡單的指標，也就是把腰圍（公分）除以身高（公分），理想範圍是腰圍應小於一半的身高。換句話說，**腰圍身高比應小於 0.5**。超過這個值，「看起來」就胖。

實際研究顯示，腰圍身高比身體質量指數（BMI）或腰臀比（WHR）更準確的預測疾病風險，尤其是心血管疾病和第 2 型糖尿病 [5]。

## 6.「內臟脂肪」與「器官脂肪」量

這兩個觀念是討論肥胖非常重要的項目，「內臟脂肪」與「器官脂肪」有時被交換使用，其實含義不同。

- **內臟脂肪（Visceral Fat）** 是指包裹在我們的內臟器官（例如腸、胃、肝等）周圍的脂肪，又稱為**腹內脂肪**（intra-abdominal fat）。研究顯示，這種脂肪增多，疾病（心血管疾病、高血壓和第 2 型糖尿）的風險比皮下脂肪嚴重。

- **器官脂肪（Organ Fat）** 是指積聚在**特定器官**內的脂肪，例如肝內脂肪（脂肪肝）、胰臟內脂肪（脂肪胰），**臨床上視為一種疾病**。這種脂肪堆積可導致器官功能受損，如肝功能異常，也可能進展為更嚴重疾病，如非酒精性脂肪肝病、糖尿病，甚至肝癌等。非酒精

性脂肪肝現在是美國肝癌及換肝手術第一原因。

評估內臟脂肪和器官脂肪的方法包括電腦斷層掃描、磁振造影或超音波檢查，但這些都不適合大規模篩查或日常診斷，臨床上還是較常使用腰圍、腰臀比、腰圍身高比，來作為內臟脂肪的間接指標。

前述的體脂計無法計算特定位置脂肪量，但會提供一個估算的內臟脂肪「指數」，方便作為長期追蹤的參考。DXA 具相對準確的特定部位脂肪量的估計值，缺點是設備昂貴，需輻射操作員及較大輻射防護空間。

研究發現，有些人雖然 BMI、總體脂率都很高，但內臟脂肪卻很少，大多為皮下脂肪，這些人的代謝症指標（血壓、血糖、血脂、尿酸）通常在健康範圍。相對的，有些人 BMI 正常，四肢纖細，但內臟脂肪、器官脂肪卻很嚴重，代謝指標明顯異常，俗稱瘦胖子、泡芙人，或者英文稱為 TOFI（thin on the outside, fat on the inside)。目前內臟或器官脂肪含量尚未納入肥胖分類標準，但顯然有其臨床意義。

一般而言，皮下脂肪被認為是「**專業脂肪**」，基本上是健康的。內臟脂肪、器官脂肪卻大多是「**異位性脂肪**」（ectopic fat），基本上是病態的。但很重要的一個觀念是，**不管皮下脂肪或內臟脂肪，過多都是有「毒性」的，都會造成脂肪慢性發**

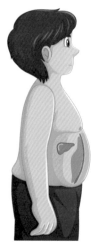

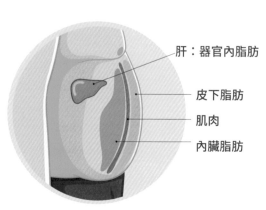

肝：器官內脂肪

皮下脂肪

肌肉

內臟脂肪

炎，長期則會增加心血管、糖尿病等代謝性疾病風險。**內臟脂肪或器官脂肪的出現，通常代表皮下脂肪的儲存量已經超過「容額」**（即「個人脂肪閾值」），這時候的皮下脂肪已經開始生病了！

## 7. 看起來胖就是胖？

從以上林林總總的肥胖「定義」看來，似乎任何單一指標都不能正確判定一個人的肥胖程度。最後跟各位談一個直觀而實用的「標準」，那就是「**看起來胖，就是胖**」。這雖然未必符合任何上述「科學」肥胖標準，也不見得代表有疾病風險，但卻是最實際的「操作型」準則，自己的身體，自己最清楚。**一個健康的人，體重通常可以維持恆定**，如果你發現自己過去幾年，每年增加 1 公斤，或者某個時間點（例如停經）、事件（例如 COVID 確診、親人離世）後，體重突然失控，那就是身體有了狀況，應該就醫求助。

總結來說，我們在評估自己是否肥胖時，應同時參考 BMI、體脂率、腰圍、腰臀比、腰圍身高比，最好還要注意內臟脂肪指標或每隔幾年做個

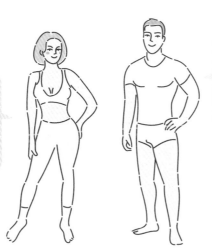

**男性**

BMI ≤ 24
體脂率≤ 20%
腰圍≤ 90 cm

**女性**

BMI ≤ 21
體脂率≤ 24%
腰圍≤ 80 cm

健康好看的身材之數據參考標準

影像醫學檢查（MRI 或 CT）。我自己的觀察及經驗則是，若想外型不和「豐腴」沾上邊，女性 BMI 要維持在 21 以下，男性要在 24 以下；體脂率的話，則是女性最好在 24% 以下，男性 20% 以下；至於腰圍，男性最好勿超過 90 公分、女性勿超過 80 公分，或腰圍不要超過身高的一半。讀者們可以參考以上表格數據，評估自己「到底胖不胖」。當然，你若覺得自己胖，或者人家告訴你看起來胖，最好找專業人士確實檢查一下。

## 向肥胖說再見

　　本書以看似枯燥的肥胖標準開始，但其實已經預示了肥胖的複雜性。一個連定義都搞不清楚的題目，可以想像學界、醫界、營養界會有多少爭議與迷惘，即便有官方版本的肥胖防治指引，實際應用時卻發現捉襟見肘，很難掌握肥胖的複雜性。但是別著急，本書將帶著您輕鬆地爬梳各種肥胖理論，然後找到各種理論的交集，兼採各個理論的特色，把「原版」的 211 飲食法，發展成本書的各種 211 百變版，提供您一個「執簡馭繁」的必勝攻略，讓您在任何「戰場」情境，都可戰勝困擾的脂肪堆積。

**參考文獻**

1. Taylor R, Holman RR. Normal weight individuals who develop type 2 diabetes: the personal fat threshold. Clin Sci (Lond). 2015;128(7):405-410.

2. Macauley M, Percival K, Thelwall PE, Hollingsworth KG, Taylor R. Altered volume, morphology and composition of the pancreas in type 2 diabetes. PLoS One. 2015;10(5):e0126825.

3. Taylor R. Type 2 diabetes: etiology and reversibility. Diabetes Care. 2013;36(4):1047-1055.

4. Bjune JI, Strømland PP, Jersin RÅ, Mellgren G, Dankel SN. Metabolic and Epigenetic Regulation by Estrogen in Adipocytes. Front Endocrinol (Lausanne). 2022;13:828780.

5. Siwarom S, Pirojsakul K, Aekplakorn W, et al. Waist-to-Height Ratio Is a Good Predictor of Metabolic Syndrome in Adolescents: A Report From the Thai National Health Examination Survey V, 2014. Asia Pac J Public Health. 2022;34(1):36-43.

# Part 1

# 為什麼人類越來越肥、
# 越減越肥、越來越難瘦？

我們都學過演化論，演化速度通常很慢。但是人類（以及與人類一起生活的寵物）體型在過去半世紀以來，快速變大、變胖，而且越來越多人變得越來越胖，胖出一身病；新冠病毒疫情後，這情況似乎更加嚴重⋯⋯難道我們只能坐以待斃嗎？

　　國民健康署最新的「2017-2020 年國民營養健康狀況變遷調查」發現，國人男性成人過重及肥胖率居然接近六成（58.9%）；女性也不遑多讓，腰圍超標率竟然達到 52.9% 的歷史新高，短短三年（前次調查為 2013-2016 年）就增加了 6.3 個百分點（如圖 1、2）！這數字已經快要追上美國（2018 年超重及肥胖率 71.6%）及英國（2019 年 67%），甚至比中國大陸還要嚴重（2016 年 40.8%）。更重要的是，腹圍增加的趨勢比體重增加的程度更加急遽，意味著「中央性」肥胖的增加，這比體重增加更威脅健康。

　　任何人都知道，變胖絕對不是人類（或寵物）在進化，這是全球蔓延的大流行病（pandemic）。當然，聰明的人類也不是坐以待斃，我們努力對抗，想盡辦法減肥。

　　令人失望的是，大部分人都有不愉快的減肥經驗。瘦了又復胖，而且可能越來越胖、變得越來越難瘦。肥胖醫學研究發現，減肥五年的復胖率高達九成。

　　為什麼會這樣呢？愛因斯坦說，若一遍又一遍地重複作同一件事，而期待會有不同的結果，這應該是瘋子！

　　本書就是要跟你談談，為什麼我們重複減肥卻一再失敗，更要跟你分享一個可以終生享瘦的方法，不再做瘋子的事。這方法是基於我自身減肥成功，從 2014 年至今九年維持不復胖的經驗，然後去鑽研、印證各種肥胖醫學理論，加上我的臨床經驗，而發展出來的。

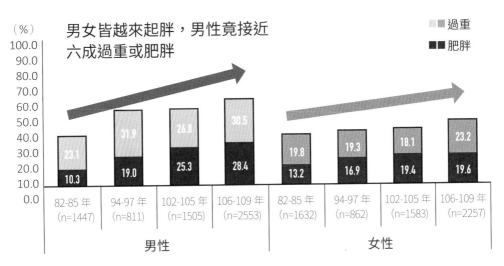

圖 1 歷次國民營養健康狀況變遷調查成人過重及肥胖盛行率

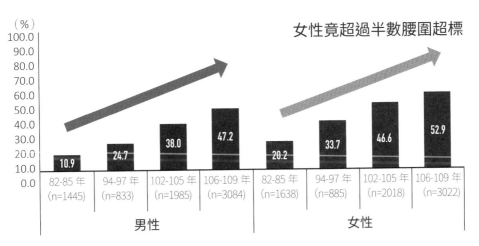

圖 2 歷次國民營養健康狀況變遷調查成人腰圍過大比例

　　我先簡要預告本單元主題：第一章我們將先談輕鬆的話題，讓你很快的能檢視自己減重失敗的可能原因，我稱之為減肥十大地雷，一踩就爆，踩越多爆越慘。第二章會稍微深入的做一些辯證，說明現在一般以熱量赤字為主軸的減重方法在算術性、邏輯性以及科學實證上的謬誤，讓你明白為什麼一般算熱量的減重方法容易失敗。第三章則要探討一些重要的減肥「理論」（我儘量深入淺出），讓你知道：

1.　為什麼需要談理論；

2.　為什麼減肥需要應用不同理論；

3.　為什麼本書的 211 進階法則符合所有減肥理論，因此成功減肥、維持體重的機率比較高。

　　的確，這部分內容需要耐心閱讀，但我保證很實用。你如果能夠稍微掌握這些理論，就會發現 211 法則非常簡單，甚至你自己也可以創造出自己的版本，那就是本書的目的：從百變 211 到萬用 211，讓我們知道如何不必再做瘋子。

第一章

# 減肥十大地雷，讓你原地踏步

對於減肥，我們（包括過去的我）常有一些「想當然耳」的認知，偏偏這些認知正是我們減肥路上的地雷、炸彈、暗刺，害我們減肥的努力原地踏步，徒勞無功，甚至越減越肥。只有正確的飲食、運動、生活觀念，與可以持久執行的飲食內容、運動方式及生活步調，才能確保減肥的路上沒有走偏，不會白費功夫。

現在媒體比以前更發達，但卻充斥各種似是而非的資訊，每隔一段時間就會出現一些令人熱血沸騰，但卻謬誤至極的減重魔法奇招，讓你花錢買罪受。常見的字眼如「10 天排毒」、「這樣做，不必運動、不必改變飲食習慣，2 周減 5 公斤」等。這就是不肖人士利用減肥者屢試屢敗、近乎絕望的急切心理，包裝了各種五花八門的地雷誆騙民眾、牟取暴利的諸多例子之一。

為了幫助你偵雷、拆雷，以下就來談談常見的減肥的十大地雷，包括近年來的幾個「新興雷種」。

## 地雷一 與帥哥／美女／名醫照片一起刊登的減肥 祕方可以快速瘦身？

　　我們就從前一段提到的網路資訊談起，你如果在網路上鍵入過幾次減肥相關的關鍵字，現在搜尋引擎的大數據分析程式比你媽媽更了解你，立刻知道你的需求，會自動推播給你類似這樣的減肥資訊。譬如你會看見一張胖妞大姐大與妖嬌苗條美女的對比照片，表示減肥前後的驚人成果，然後會有一段寫得精彩逼真的減重辛酸史，以及找到這個神奇祕方的驚喜結果。過程中穿插另外幾位從胖叔變帥哥、胖媽變美女等使用者的照片，甚至還會盜用減重名醫的照片，然後就是故弄玄虛、語焉不詳的「就是這個讓我兩個月瘦 20 公斤」的招徠語，外加一個網路連結。

　　如果你剛好反覆減重多年，覺得沮喪無助，很可能就會被打動了。

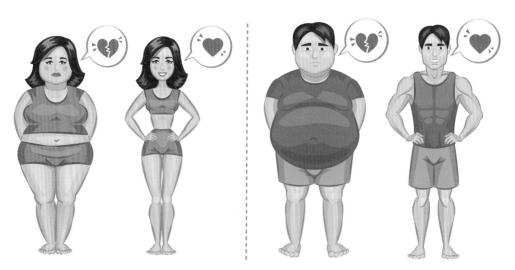

圖 3 令人羨慕的減肥成果

我會描述這一段，是因為……呃呃呃，我也幹過這種事，上過這種當，而且不只一次。所以我可以明白地告訴你，這種祕方吃下去，可能排便變得很順，甚至會拉肚子，也可能會流很多黏答答、臭咪咪的汗水，再加上「老師」一提點，說這是「排毒」，於是你就越來越相信。

第一套試用組用完，也許體重真的少了一兩公斤，於是加碼買了正式組，這回肚子也不太拉了，汗也少了，「老師」說排毒排得差不多了，開始要無油無糖無鹽無肉無酒無菸無咖啡無麵無飯，每天喝水 6000 CC，只能吃豆腐半片、蛋白兩個、葉菜木耳白菇一碗……，十天下來，真能減個五至八公斤，但是老命也可能去掉半條。

接下來的故事，真的看造化了，我只能苦笑。我承認我心智薄弱，實在撐不下去，放棄了。或許有人繼續堅持而成功，變成了照片中那些帥哥美女，但就我現在對肥胖醫學的理解，這種沒有科學根據的做法也許一時有效，但絕對無法持久，很快就會復胖。

美國全國廣播公司（NBC）曾經有一個知名的減肥電視節目，叫做《減肥達人》（The Biggest Loser），比賽過程與規則真是繁複曲折，包括現場用精心製作的美食誘惑參賽者、參賽者誇張地隱忍慾望，表示減肥的決心、每周公布成績擂台、淘汰失敗者、累積冠軍獎金等熱鬧情境，戲劇張力十足，收視率驚人。重賞之下必有勇夫，參賽者在沒上節目的時候，當然想盡辦法拼命節食、死命運動，製作單位有派人監督參賽者不能使用藥物，但不包括藥物之外的任何方式，想必也很多人使用了祕而不宣的古怪招數。最後勝利者以驚人的速度在 10 周內減少了高達 40% 的體重。

這個節目後來在澳洲、中國都得到授權複製，一樣在該國紅極一時。但在各國都一樣，過程中有許多參賽者發生因過度節食或運動，因而生病或受傷等問題。更不堪且令人驚訝的是，賽後一年左右，大部分選手都復胖，甚至比原來更胖，部分選手後來需要靠減重手術維持體重。很多節目都會播出「校友回娘家」、「同學會」等特別節目或活動，像《非誠勿擾》、《歡喜冤家》等相親節目，結成連理的「校友」，成雙成對甚至帶著愛情的結晶回到節目，但是《減肥達人》從來沒有辦過，因為參賽者全部復胖。

所以，千萬不要相信任何可以快速瘦身的減肥祕方！事實上，世間沒有任何一個減肥法適合所有人，只有**依據正確而可以長期執行的飲食與生活策略，慢慢微調成為最適合自己的健康飲食，才是終身「享瘦」**的王道。

## 拆雷建議

**1** 直接跳過任何這種花招祕方廣告，看也別看。

**2** 若懷疑有你信任的名人、學者、醫師、專家被盜用背書，直接循管道向你信任的那位人士查詢。

**3** 若你不幸已經上當，試了一次沒效，千萬別再當傻瓜，繼續買下去。

## 地雷二　少量多餐可以瘦？

　　這個誤會算是個「老雷」了，但是因為最近又聽到某些「專家」這樣主張，覺得有必要把這個老誤會再認真地講一講。醫學上的確有時為了特殊病況，例如有些腸胃道功能異常而發生急性營養失衡症狀的兒童，會精心設計一套醫療用的少量多餐飲食，但通常不會是長期性的。在減重領域，許多研究顯示，少量多餐完全沒有優勢。

　　首先，就以「誠實」面對自己的態度來說吧，對於容易發胖的人而言，「少量」通常很難做到少量，但是「多餐」卻肯定是多餐。教人遵循或縱容多餐的習慣，等於就是教人吃零食。我們從小到大，父母師長總是諄諄教誨：「不要吃零食」，少量多餐的倡議者也許會強調，「多餐」都必須是「定時」的「健康餐」……真的不要說笑了，多餐的行為，久了一定會走樣，一不小心就變成吃零食。真不懂為甚麼還會有人相信少量多餐可以減重呢？這根本就是應該重罰 180 大板的無用建議。

　　其次，你若採行少量多餐的策略，很難每次都吃到「新鮮健康的原形食物」，就算你很認真執行一段時間，忙碌的現代人，最後都會疏懶妥協，改而選擇容易取得、保存或攜帶的加工食品，那就失去了「健康飲食」的意義了。更實際一點來說，忙碌的你哪有那麼多時間吃呢？

　　還有些人堅稱，少量多餐就是餓了才吃一點東西，只要管控好「熱量赤字」就行。你要是相信這個說法，那你又著了道兒了。除了前面講的「少量」不易控制到真的少量，最後若選擇了「高度加工易於保存」的食品，這類食品通常是高糖、高鹽、高反式脂肪，而且常含有防腐劑、

人工調味劑，基本上就是些「假食物」，對身體非常不好。更嚴重的是，食品科學界多年鑽研的最厲害成果，就是知道哪一種人工調味、哪一種油鹽糖的組合比例，味道最吸引人，最能操控你腦部的食慾中樞，讓你越吃越順口，保證讓你「維持多餐」，絕對讓「少量破功」。**你仔細想想吧，一天認真準備二到三餐「健康正確」的食材、食物，比一天張羅六到八頓「少量」的食物，哪一項比較容易做到？**

最後，再講一個「生理學」的重點：這類「少量多餐」的「易保存」食物通常對胰島素的刺激都很強，每吃一次就會使血糖波動、胰島素上升。胰島素就是一個刺激體脂肪合成、並且抑制脂肪分解的超級荷爾蒙，讓你頑固地留住脂肪。如果你有機會用「連續血糖機」來監控血糖（圖4），就會知道有些高 GI（升糖指數）食物即使少量，都可以使血糖持續在 160-190 mg/dl 之間，五、六個小時都下不來，雖然連續血糖機無法即時測量胰島素，但這期間胰島肯定是努力在工作，不斷分泌胰島素。所以少量多餐，整天都在吃東西，胰島素一直都在高位，保證很難瘦下來。

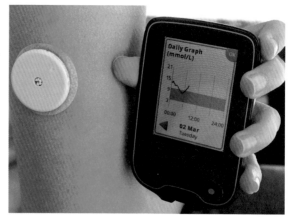

圖4 連續血糖機示意

**拆雷建議**

**1**
正餐吃夠，趕快解除多餐習慣。

**2**
若真的嘴饞，先擺好「少量」，吃完絕不再吃。

**3**
設定好下一次進食時間，時間未到，再怎麼少量，都絕不吃東西。

**4**
務必相信，我們的老祖先從來沒有幸運到可以一直吃，也沒有演化出少量多餐的基因。

## 地雷三　斷食不健康？

本雷等於是地雷二的延伸版，就是有人認為少量多餐可以變瘦，而且斷食非常危險，會造成身體極大傷害！其實，我們每個人每天都在執行或長或短的斷食，你相信嗎？

斷食就是不吃東西。我們在睡覺的時候不吃吧？我們小時候在野外（現在小孩可能在學校的遊戲場）快樂的玩耍時，沒有在吃東西吧？長大後有點文化了，我們上課、聽演講、去國家劇院看表演時不會吃東西吧？（嗯，我的確有學生在我的課堂上吃早餐，當年我隱忍沒發作，現在我要大聲說：欸，臭小子，你們這樣很不禮貌耶！而且你們都吃得很不健康！）

其實任何餐與餐之間沒吃東西的時段都可以稱為「斷食」。如同地雷二所說，小時候，我們的父母師長都教我們「三餐要定時定量，不要吃零食」——這其實是就是最基本的間歇性斷食了，有什麼好奇怪的？

　　我再強調一遍：**「三餐定時定量，不吃零食」，就是最基本的間歇性斷食**。

　　再加一點好了，「晚餐後不吃任何食物，不吃宵夜」，這樣就已經是完美的「基本間歇性斷食法」。

　　古人幾千年、幾萬年來都這樣過日子，不都活得好好的？反觀現代人，周遭圍繞著一大堆超加工食品，甚至「人造食品」（你可知道很多市售雞蛋布丁只是商品名稱，裡面並沒有蛋？），還有一大堆食品廠商精心設計的情境與廣告，不斷地呼嚨你、誘惑你、挑動你的食慾，讓你隨時可以吃到這些東西，上課、看電影、看比賽都有各種與情境相扣的食品。「少量多餐」是吧？這樣不停地、少量地吃，真的胖死你。

　　所以，「間歇性斷食」其實本來就是人類（甚至大部分動物）演化存活的天然設計。的確，有些動物，例如蠶寶寶，似乎生下來就不停地吃桑葉，但它的目的是要吐絲做繭，然後羽化成蛾，完成交配任務，就登仙了。你不會、不想、也沒本事這麼幹。實情是，大部分動物都不是這麼幹的：獅子老虎不會整天捕獵，連牛羊豬雞鳥蟲魚也都要睡覺。「正常」的人類本來就不會一直吃東西，我們的老祖宗甚至經常幾天都不吃或者吃不到東西。我們有這樣的演化背景，當然有斷食的本事，很多宗教，甚至有斷食靈修的儀式。但是很抱歉，我們沒有演化出一直吃的本事！（所以，你如果一直吃，肯定出問題。）

　　雖然說「正常」不見得等於「健康」，但是現在有科學家研究證明斷食不但是「正常」的，而且確實有很多「健康」、「長壽」與「防癌」

的益處，甚至這個研究還得到了諾貝爾獎。簡而言之，斷食不但不恐怖，還有很多健康的好處。

就「減肥」這件事而言，斷食能降低胰島素與血糖，喚起燃燒脂肪的升糖素，斷食期間就是在燃燒脂肪的時候，連睡覺的時候也是在燃燒脂肪。熱量論者堅持說，斷食能夠減重，當然就是因為熱量攝取減少了。但是，懂得間歇性斷食的人就知道，真的不一定要減少熱熱量攝取，尤其採用三餐定時定量的基本間歇性斷食，並沒有熱量攝取的限制。

間歇性斷食除了不必斤斤計較永遠算不準的熱量，每次買東西都要戴上老花鏡（我是說我自己啦）看那些可信度極差的食品熱量標示之外，還有一個好處：那就是如果你採用一日二餐，那你只要少吃一餐，就輕易達到間歇性斷食的操作，不但省下了這一餐的錢，也省下了時間（一寸光陰一寸金哪！），更不用吃什麼減肥藥、或那一堆直銷、網購的花俏膠囊，最後得到一個健康苗條的身體，真是一舉數得！

## 拆雷建議

**1**
間歇性斷食是常態，你爸媽從小就教過你，你從小也在做。

**2**
一直吃個不停是行為異常，一直想吃是腦部的食慾中樞出狀況了，趕快找醫生治療。

**3**
相信你的身體，相信大量的科學證據，間歇性斷食是健康的，勇敢地嘗試吧！

## 地雷四　早餐不吃不健康？

　　這個雷和斷食問題很相似。已經有很多重量級研究或文獻回顧告訴我們，「減重一定要吃早餐」、「不吃早餐不健康」是個迷思（myth），但三不五時還是會有一些小型的論文宣稱：不吃早餐會增加心血管疾病風險。我們一般人（包括我自己）已經被制約到打從骨子裡把研究論文當成神聖無比的證據，偏偏營養學研究的品質與可信度，連營養學家們有時都覺得無奈。

　　這個地雷的爭議之一是「早餐」的定義。英文的早餐叫做 breakfast，意思是「打破斷食」，所以照英文的字面意思，經過一夜斷食後的第一餐就是 breakfast，未必是一大早的那一餐。中文的「早」餐，就字面而言，是「早起」吃的那一餐。如果你為了吃早餐，被鬧鐘吵醒而中斷睡眠，反而衍生睡眠不足的問題，吃了早餐，卻整天打呵欠。如果你吃完早餐又爬回去睡回籠覺，那就更糟糕了——吃完食物就去睡覺，生理學上的反應就必定是「儲存」，跟吃多少熱量無關。

　　關於早餐，我個人的建議是，對於作息「正常」而穩定的人，三餐（早、中、晚餐）定時定量是最基本的減肥與保健習慣。但是對某些人而言，因為生活、工作的狀況，不吃早餐反而是一個「方便法門」。當然，如果你不吃早餐會感到飢餓難耐，情緒低落，但是仍然想要控制體重，那我建議你必須學習吃個「健康」早餐（不是「正常」早餐！記得「正常不等於健康」嗎？），**211 的早餐餐盤就是個不錯的選擇**。簡言之，依據大部分「研究」的發現（暫不論研究品質）與大多數人的世俗經驗，**早餐吃不吃，與減肥、健康真的無關**。

拆雷建議

**1**
三餐定時定量是健康的，你如果習慣吃早餐，就吃吧。

**2**
你如果決定不吃早餐，絕對不會影響你的減重計畫，甚至是更適合你的減重方法，放心地嘗試吧。

**3**
不吃早餐的人多得是，你怕什麼？

## 地雷五　減肥一定要節食？

地雷三到五，可以說是連環雷種，簡直像是俄烏戰爭中的海馬斯火箭炮。我們先定義「節食」，節食就是「少吃」（通常是吃很少）。熱量論者主張每天少吃一些，造成總熱量赤字 500 大卡（500 大卡是少很多，不是少一些，好嗎？），堅持一周可以瘦 0.5 公斤，那麼 10 周就可以瘦 5 公斤，100 周就可以瘦 50 公斤……可惜這個算術自盤古開天闢地以來從未實現過。那你還相信節食有效嗎？

但仍然有人堅持減肥一定要節食，甚至宣稱，任何有效的減肥法，一定都得創造熱量赤字。關於熱量赤字有減肥效果這一點，我並沒有反對，但是創造熱量赤字，不一定要吃得少少的、節食餓肚子呀！有些專家還說，減重哪有不餓肚子？不餓怎麼減得了肥！但事實就是這麼殘酷，餓肚子的人通常無法成功減重，總是早早卡關，勉強堅持了幾天就放棄了，然後報復性進食，全部胖回來。

肥胖生理學有一個說法：經常餓肚子，身體會進入「飢餓模式」，

代謝率會大幅下降，以節省能量耗損，大腦對脂肪所分泌的飽足荷爾蒙「瘦體素」（Leptin，也稱「瘦素」）發生了抗性，感受不到脂肪存量已經足夠的訊號，因此就會不斷興起搜尋食物的慾望，以補足流失的能量。這時候一旦進食，處在「飢餓模式」下的身體，立刻保命似地大量分泌製造脂肪的荷爾蒙「胰島素」，於是這個人就會變得更胖、更容易胖、一吃就胖「一圈」（相信你我對於這惱人而快速回來的這「一圈」都有經驗）。千萬別透過節食減重！

總而言之，**減肥千萬不要節食（吃很少）**。「**每餐吃足不吃撐**」，餐與餐之間不要吃零食、小餐、以及含有能量的飲料、水果、餅乾（蘇打餅乾、無糖米餅也一樣），讓每天用餐的時間都固定，而且食物的比例及進時順序要正確，就能有效減重。這就是 211 的基本精神。

## 拆雷建議

**1** 千萬別透過節食減重。

**2** 節食容易讓身體進入飢餓模式，越減越肥。

## 地雷六 大魚大肉一定會胖？

這也是個老雷了。答案是：正確的大魚大肉沒問題，但一般人所謂的「大魚大肉」其實是「大吃大喝」到了「暴飲暴食」的地步，不止吃很多，還吃得很邪惡、很匪類。酒精、炸物、甜點、糖飲……等，絕對

超過大「魚」大「肉」。其實一整塊新鮮、烹調得當的大塊魚、大塊肉，例如整條清蒸鮮魚或烤魚、煎魚、牛排、豬排、雞排，都是非常好的蛋白質來源，可以讓你保持肌肉量，而且可以刺激一種對腦部傳送飽足信號的腸道荷爾蒙叫做PYY），提早達到飽足感，讓你不容易過度進食（尤其那些匪類食品）。注意哦，我們的正常生理作用，是讓我們不過度進食，不是要讓我們吃得少少的。

就算從熱量論者的角度來看，蛋白質的「食物產熱效應」比較高，意思就是身體消化蛋白質，比消化脂肪或碳水化合物需要消耗更多能量，不但不會致胖，反而使身體健康，甚至達到減重的效果！尤其在空腹一段時間後吃進適量的蛋白質，反而會先刺激「升糖素」而不是胰島素的分泌，而升糖素剛好就是胰島素的拮抗荷爾蒙，胰島素促進脂肪合成，升糖素卻是燃燒熱量的荷爾蒙，可以分解肝醣、脂肪，正好就是減重最重要的推手。所以，**吃對大魚大肉，不但不會胖，反而可以幫助減重！**

## 拆雷建議

**1**
現在不管哪一派別的減重飲食，都建議「吃夠」蛋白質（本書Part 2 會說明蛋白質建議量）。

**2**
大魚大肉指的是優質蛋白質。價格貴一些，但比你失去健康有價值多了。

**3**
大魚大肉不等於大吃大喝，更不是暴飲暴食，千萬別錯誤解釋。

## 地雷七　吃低脂食物才不會胖？

　　這也是很典型的「想當然耳」的錯誤認知了：「吃腦補腦，吃血補血」，所以「吃肥肉長肥肉」，似乎天經地義。但是，我們早就已經過了吃腦補腦的上古無知時代，怎麼偏偏在吃肥肉長肥肉這件事上看不開？很多人談到減重，第一個想到的就是要吃低脂食物，直到現在，甚至很多減肥書、醫療營養界的衛教也都還這樣主張。從上個世紀七〇年代開始，幾乎所有減重食譜都強調低脂，市面上也還有很多食品仍然標榜「低脂」，很多主婦（還有「煮夫」）燉了排骨湯，也都習慣性地把湯上面那層油撇掉。但是過去 50 年，減肥這檔子事，不管是當事人自己瞎矇而決定「不吃半滴油」，或是減肥機構、廠商的低脂飲食策略，這樣做而真正能維持成功減重的比率仍然低到令人羞愧，已經有太多的文獻統計，能夠超過五年保持減 10% 體重的人連一成都不到。這是鐵一般的事實，竟然很多人——包括醫師、營養師、減肥達人——都選擇性反智，堅持要低脂、零脂。

　　**其實天然食材裡面的脂肪，不只讓食物的風味佳，也更具飽足感，讓我們不至於過度進食**——這又是正常生理反應讓我們不過度進食的另一例證。更重要的，脂肪對我們的健康也有絕對的重要性，有些脂肪稱為**必需脂肪酸**，非得從食物中攝取，我們的身體不會自己合成。許多大型研究也顯示：脂肪吃得越少，總死亡率越高，甚至連心血管疾病風險也越高。所以，**千萬不要一味的相信低脂甚至零脂肪食物是減肥聖品！**

```
▶ 拆雷建議 ◀
```

**❶**
脂肪不可怕，不吃脂肪
身體反而會出問題。

**❷**
天然的優質蛋白質含有天然而充足的
脂肪。吃夠大魚大肉，自然也就吃夠
了優質脂肪。

## 地雷八 脂肪既然是健康的，那麼吃高脂食物不會胖？

好了，這個命題算是個「詭雷」了。生酮飲食前一段時間大行其道，在網路媒體上聲量極大，甚至還有人主張直接喝油，或者用奶油、椰子油調製油呼呼的所謂「防彈咖啡」（意思是連子彈都打不穿、保證一定會成功）的減重法，連我自己也都親身嘗試，認真執行了大半年的生酮飲食、防彈咖啡。

的確，我在執行生酮飲食期間，體重明顯下降，身體感覺也不錯。我在執行生酮飲食前仔細研究過它的原則及優缺點，「知道」可能會有哪些問題，但到了真正執行時才實際有感。首先，大家可能聽過「酮疹」，我在門診的確看過就像蚊子咬、藥物疹一樣的紅腫塊。我自己沒有發生過酮疹，但我自己則是身上有幾處游移而不甚明確的搔癢，比較明確的是頭皮上有點像青春痘的毛囊腫，另外就是舌尖上偶爾會有麻麻的感覺及一股奇異的、淡淡的甜味；最驚人的是，原本我採 211 餐盤飲食時都非常漂亮的驗血報告，居然出現了血脂肪的特殊樣態：

1. 三酸甘油酯特低：最低的時候只有 39 mg/dL。

2. HDL-C（俗稱「好膽固醇」）特高：達到 92 mg/dL。

3. LDL-C（俗稱「壞膽固醇」）暴升：達到 197 mg/dL。

4. 總膽固醇升高：達到 239 mg/dL。

　　這一個特殊樣態，在「生酮界」（生酮飲食已經蔚然成界）稱為「瘦體高反應表型」（lean mass hyper-responder phenotype，縮寫為 LMHR），此刻（從 2023 年起）正有一個相當大型的研究對這樣的表型人群進行「高品質」的追蹤研究[1]。「這類人」原本在未執行低碳或極低碳飲食前，血脂肪與「正常人」無異（注意哦，「正常」不見得等於「健康」），只有在執行低碳（未必到生酮）飲食一段時間後才變成這樣，他們通常體重較輕、體格較精瘦、肌肉較發達，而且比較愛運動，生活習慣也都比較健康，怎麼都不像代謝症的高危險人群，因此科學界也在密切關注這個研究的發展，應該在 2024 年下半年會有第一期的研究報告出爐。

　　且先不管這個 LMHR 表型是否健康，如果你的驗血報告呈現這種結果，大部分醫師都會警告你，要你吃降膽固醇的藥物。更重要的是，如果你不幸不是「瘦體」高反應者，結果很可能是你的身體對於這類食物仍然失去了飽足的敏感性，你依舊可能過量進食。雖然熱量不見得是致胖的主因，但對於過量攝取的脂肪，身體的反應仍然是：「先給他存起來！」因此，也不要太開心地相信高脂生酮飲食一定不會胖，忽略身體應該有的飽足機制，攝取「過量」的脂肪，仍然是會胖的。請注意：**低碳高脂生酮飲食的關鍵是它的易於飽足，如果你的飽足訊號有問題，我還是很誠心地推薦你試試本書的 211 飲食。**

拆雷建議

**1** 天然含在蛋白質裡的油脂是健康的，但把油脂單獨純化後，大量添加在食物裡，那就有問題了。

**2** 過度攝取脂肪，例如沒事就喝一杯油，還是會胖的。

## 地雷九 愛吃混合烹調的食物？堅持一定要吃主食？

這個地雷有點像我們可能要（被美國壓著）採購的火山布雷系統所製造出來的戰場景象，而且全世界幾乎都一樣，滿街都被火山系統布滿了這種地雷。混合烹調的食物就是把各類食材放在一起煮，例如炒飯中有「肉、菜、蛋」，披薩、漢堡也有肉、有菜，甚至有海鮮、水果，乍看之下很豐富，但是其中「飯、麵」等「主食」比例最高。又例如牛肉麵、炸醬麵，裡面也有菜或肉，好像什麼主要營養素都有了，但這裡面有幾個炸藥：

1. 飯、麵的比例遠遠超過其他的營養素。

2. 油脂的相對比例偏高。

3. 蛋白質的比例相對偏低。

4. 隱藏的調味料：糖、油、鹽。每樣菜都加一些，總和起來就很可怕了。關鍵是，你被破壞的味蕾完全吃不出來。

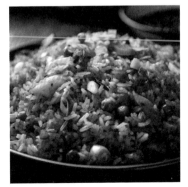

**混搭的食物容易混淆視聽，讓人不知不覺吃下太多澱粉與脂肪，以及混在裡面的調味料。**有一次我參加一個野外活動，主辦單位叫了外燴辦伙食，其中有一道咖哩雞，我只挑了雞肉，刻意避開馬鈴薯，當時我正好身上配置一台連續血糖機在測試，結果那咖哩雞讓我的血糖衝到快200，連續震盪了四、五個鐘頭才逐漸降低。血糖高升，胰島素必然跟著震盪，而胰島素就是製造脂肪的荷爾蒙！

所以，對於這種混合烹調食物，解決之道就在於知道自己究竟吃了哪幾種食物，每種食物的比例和份量如何？不用算熱量，用眼睛判斷份量即可，同時「覺察」自己吃完食物後的反應，是飽足、舒適，還是腦霧、飢餓？現在台灣進口了一款價格非常親民的連續血糖機，用手機就可以讀取血糖值，不妨買一片來讓自己開開眼界。古話說：不見黃河心不死，看見自己的血糖在狂飆，有些食物你大概再也「不要不要」了。

還有些人堅持，一定要吃「主食」才「正常」，他們辯稱：古人都吃很多主食也不會胖呀。但我們知道，「古人」——尤其農業社會的人，的確吃很多主食，但是他們雖然不上健身房，卻整天都在「活動」，到任何地方都以走路為主，做任何事情幾乎都親力親為，而且古人也沒有一直吃個不停。然而我們現代人除了一直（想）吃以外，最大的問題卻是「不活動」——能坐絕不站，能搭車絕不走路，連上下二樓都要搭電梯。肥胖醫學研究發現，運動未必能減重，但現代人的久坐不動，卻是「新菸害」，是全球性肥胖的主因之一。

另一關鍵差異在於，由美國在1980年領頭發展的國民飲食指南（人類史上第一遭由政府指導人民怎麼吃），其中所說的「主食」寫的雖然

是五穀根莖類，但說帖上面的圖案或照片卻誤導你吃麵包、貝果等精緻澱粉或加工食品；超市食品架上擺放的、便利店裡的即食商品，也大多是加工或超加工食品，而古人的主食卻幾乎都是沒有加工的原始食材。有趣的是，即使我們在便利店找到像地瓜這種「原形澱粉」，在我的門診中測試的結果，竟會造成比米飯、白麵包更劇烈的血糖震

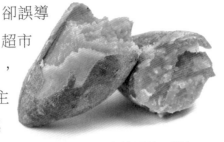

圖 5 因為農業改良的關係，現在即使是天然的澱粉也含有大量的糖。

盪！這或許是因為農業改良、育種、選種的關係，讓某些看似天然的澱粉，例如地瓜，也含有大量的糖，以台灣的品種而言，含糖量評比如下：台農 66 > 台農 57 > 台農 68 > 台農 72。

　　一般市售便當，會以目前的「正常形式」存在，原因其實很簡單：第一，便當要量販，販售時間又是集中在吃飯時段短短的一小時內，要大量「現做」，肉類一定以裹麵粉快速油炸或添加糖鹽醬油預先燉滷為主（「細火慢煎」的一定很昂貴）；第二，蔬菜整理不容易、擺久了風味差、賣相也不好，所以都炒得又油又重口味，而且幾乎一定添加糖來減少蔬菜的苦澀味；第三，主食特多，加量不加價（主食成本低，可以提早製作，又有飽足感，商人也是將本求利，不能怪人家）。我在減重成功前，也是過著「正常」生活，吃這種「正常」食物，但就是一年一公斤，胖到前凸後翹，低頭連腳趾頭都看不到。

　　所以，如果你是個百毒不侵、怎麼吃都不會胖的「天選之人」，你愛怎麼吃都行。但如果你已經為肥胖所苦，我建議你**務必要了解自己吃**

下的是肉、蔬菜，還是過多的澱粉和醬料，才能吃得滿足又健康。便當裡面的食物、市售的「正常」食品，真的不是我們「愛瘦咖」的選擇。

## 拆雷建議

**1** 避開看不清比例的混搭、黑乎乎一片的食物，儘量自備食材、食物。

**2** 如果要外食，寧可選擇自助餐，可以清楚知道挑選的食物品項，並且儘量挑整塊的肉、魚、蛋或豆腐，青菜也儘量單一種類清炒或涼拌的。

**3** 挑烹調方式簡單的，避免裹粉油炸、切成細絲勾芡、帶湯帶汁的。

**4** 儘量把調味料、醬汁減少或靜置沉降到盤碗底部，不要攝入嘴裡。

## 地雷十 減重成功後可以吃回「正常」飲食？

這個是讓我最氣餒的雷種，聽到了常常讓我倒吸一口涼氣。211 強調的不只是飲食配置，更是一種人生態度與健康的習慣，這是一套希望你能改變人生的「法則」，不是風潮飲食主張。前面幾個大雷種，我故意用「正常」二字描述，也一直強調「正常不等於健康」，就是希望你了解，如果你以前「正常」吃會胖，那麼你好不容易減肥成功，再吃回以前的「正常」飲食，那是「容易讓你胖」飲食，那麼，在「正常」情況下，你當然還是會「正常」地胖回去！

有人嗆我，211 不是可以改變體質成為「易瘦體質」嗎，為什麼不能吃回「正常」食物？嗯，這算是一個超高音速導彈級的好問題。是的，

211「瘦身法」的確可以打造易瘦體質，其中有三個關鍵：

1. **211 是一個瘦身「法」，不是一套食譜，單單把體重減下來，還不是真正的成功減重。** 你必須在生活上體現 211 的全套生活習慣與「理論」（是的，211 是有一套硬理論的），才算是修成正果，遇到盤絲洞裡蜘蛛精幻化成「正常」人，才能像唐三藏一樣坐懷不亂。也就是說，211 不是只有食物配置，而是還有一套運動法則、靜心法則，並且要了悟生死之道（很帥，是吧！？），最終讓你的胰島素阻抗降低，恢復胰島素、瘦體素、PYY（胜肽 YY）的敏感度，降低腦部食物享樂區正回饋迴路的健康狀態。只有這樣，你才可能「偶爾」吃到「正常」食物而不至於「正常」地胖回去。

2. **「易瘦體質」的定義，不是吃什麼都不會胖，那是天選之人的狀態。** 你我都是受過現代毒食殘害的劫後餘生之人，我們沒那麼幸運。211 讓我們建立的易瘦體質，指的是你具備了如何保持易瘦狀態的「知識與技能」，並且終生實踐，所以不會一吃到「正常」飲食就立刻肚皮長油圈，不可自拔，並且知道如何事前預備自己，做好「護欄」，畫好「紅線」，到了「正常」的場合，跟邪惡的友人暢快大啖一晚匪類酒食之後，也知道如何補救。

3. **「易」瘦體質不等於金剛不壞，只是比較容易保持體重。** 再厲害的美製 M1 艾布蘭主戰坦克，受到連續反坦克砲擊也是會被炸毀的。如果仗著自己有了易瘦體質，就開始「正常」地暴飲暴食，那還是會死得很慘的。

## 拆雷建議

**1**

認清自己不是天選之人，吃錯一定會胖。

**2**

211 是客製化的，選好適合你自己的 211 組合，終生執行，到見上帝那一天，你若看起來跟天選之人一樣，祂也分不清，天堂就是你的。

　　以上十大地雷行為，你犯了幾樣呢？在年輕時也許我們犯了許多項，但體重依舊輕盈，直到有一天體重開始慢慢增加、不受控制，才會感到困惑：明明飲食習慣都一樣，為什麼會變胖？那是因為身體已經受損，無法再承受這些錯誤行為。而現在，正是該改變的時候了！

　　成書之際，剛好碰到俄烏戰爭、中美對抗，難免腦袋裡有許多戰爭意象，遣詞用字故意套用一些戰爭裡的名詞，希望你不會覺得困擾。本書後續會有許多我在臨床實務及理論研讀上的心得，衷心希望這本書能帶給你有用的知識，反轉你的人生，帶給你美好健康的未來。

## 第二章

# 熱量赤字易懂好用，卻滿布地雷與矛盾

## X+Y+Z=-500？「每天熱量負平衡 500 大卡，2 周可減重 1 公斤定律」的謬誤

　　熱量理論已經風行一百多年了，這派學者提出一個簡單黃金定律：「攝入的熱量大於消耗的熱量，則多餘的熱量就會以脂肪的形式儲存」，這就是肥胖的根本原因。根據這個黃金定律，減肥策略非常簡單，那就是創造「熱量赤字」，也就是攝入的熱量一定要比消耗的少，你可以透過「少吃」以減少攝取的熱量，也可以經由「多動」以增加消耗的熱量，最後的總帳算起來，就是要達到熱量赤字。熱量論者宣稱，任何有效的減肥法，不管你怎麼做，最後一定是創造了熱量赤字。所以他們說，這符合物理學上的熱力學第一定律。

　　那麼，請問要創造多少熱量赤字才能減一公斤呢？這是有智慧的瘦友都會問的基本「操作型」問題，有數字根據才能訂目標與預算。這個宇宙大祕密也早就被寫在《古經文》裡：「每天創造 500 大卡的熱量赤字，每周可以減少一磅體重」。這公式來自 Wishnofsky 在 1958 年一篇論文的估算[2]，所以我稱它為「古經文」，沒有經過任何檢證，大家居然就接受了，

沿用至今，堪稱科學奇譚。原文已經無法在網路資料庫上（如 PubMed)
找到，我也是上窮碧落下黃泉的搜尋，才看到摘要及第一頁主要論述部分
的影印圖檔。

根據這個定律申論，如果把蛋白質的熱量定為 X，脂肪的熱量定為
Y，碳水化合物的熱量定為 Z，那就是不論 X、Y、Z 的值是多少，只要
達到每天「X+Y+Z=-500 大卡」，就是每天創造 500 大卡熱量負平衡，1
周就可以減少 1 磅體重（約 0.5 公斤），或是累計減少 7700 大卡的熱量，
可減少 1 公斤體重。

有了這個操作型定義，我們就可秤食物的重量，再從重量推算熱量
了。熱量論者也真的把食物燃燒，並依此測量食物中的蛋白質、脂肪，
以及碳水化合物能夠提供的熱量數值，經過四捨五入，給出如下的估計
值，方便我們估量食物熱量：

- 蛋白質 1 公克約可提供 4 大卡熱量

- 碳水化合物 1 公克約 4 大卡

- 脂肪 1 公克約 9 大卡

熱量估算，就依照這個規則，不管什麼食物，都可以轉換成熱量來
加總。所以，「1 大卡就是 1 大卡」（one calorie is one calorie）。
很多教科書還特別俏皮地強調，1 大卡的奶油與 1 大卡的胡蘿蔔，都是
提供 1 大卡「喔」，在熱量的總帳上是一樣的。

聰明的你，應該立刻會想到幾個問題：

## 1. 算術問題：

假設每天達到熱量赤字 500 大卡，每周可以減少 1 磅，那麼一個 180 磅（82 公斤）的人，應該在 180 周後，也就是 3 年半左右，化為一縷青煙，在地球上消失（圖 6）。但這種事從未發生，也永遠不會發生，瘦友們不要幻想奇蹟會出現在你我身上。

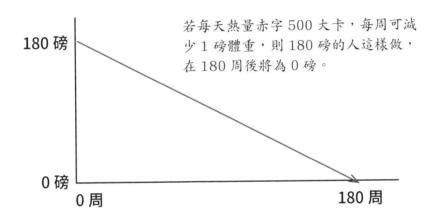

圖 6 82 公斤（180 磅）的人每天創造熱量赤字 500 大卡，三年半後將化為青煙。

## 2. 邏輯問題：

熱力學強調任何物質都可以轉換成「能量」，與來源無關，就是前面講的「一卡路里就是一卡路里」，奶油與胡蘿蔔提供的一卡路里是相等的。熱力學第一定律叫做「能量守恒」定律，是說任何能量都不能被創造，也不會憑空消失，宇宙萬事萬物，包括人體代謝，都必須遵從這個定律。

依此邏輯，你應該忍不住會想：那麼營養成分是否「均衡」就無關緊

要了。**既然一大卡奶油與一大卡胡蘿蔔都是一大卡，為什麼還需要不同的食物配比呢？**例如常見的建議熱量配比是蛋白質 12-20%，脂肪 25-35%，碳水化合物 55-65%。既然都可以換算成卡路里，為什麼需要這樣的比例呢？全吃肉不行嗎？全吃脂肪不行嗎？全麵包？全米飯？全水果……不行嗎？既然一大卡就是一大卡，只需精算熱量，何須談「均衡飲食」？

呃，營養學專家說，那是因為要兼顧「營養素均衡」、「飲食樂趣」、「風俗習慣」，但，就減重的目的而言，只要熱量固定在一個範圍內，達到熱量赤字就可以，不是嗎？熱力學定律不是說任何物質都可以轉換成「能量」，與來源無關嗎？

更現實的問題是：**熱量永遠算不準。**不但眼睛看不準，即使用秤量，也不見得準確，更別談我們的舌頭、感官。如果你拿一條麵包，要我撕下 100 大卡的麵包，或者要我咬下 100 大卡的雞腿然後停止，我立刻投降，我辦不到。但是即便你把我的眼睛矇起來，然後把麵包或雞腿放到我嘴巴裡，問我入口的食物是什麼？我一定可以清楚辨別是麵包還是雞腿，而且我的身體也將明確地反應吃進去的食物，分泌澱粉酶來消化麵包，分泌蛋白酶來消化雞腿的蛋白質，分泌脂肪脢來消化麵包裡的奶油及雞腿裡的脂肪。

但是我的身體不會知道哪個 100 大卡來自麵包，哪個來自雞腿。

食物攜帶著豐富的生理信號，不只刺激酵素分泌，更刺激腸胃道蠕動速度，刺激腦部的快樂、滿足感受核區，直到最後激發出飽脹而厭惡的信號（也就是「饜足」），自然停止進食。即使到了這時候，我們身

體仍然沒有一個感應器，可以感測我們到底吃了多少熱量。創造熱量赤字？從盤古開天闢地以來，人類都不知道要吃多少熱量，也不知道吃了多少熱量。直到 100 多年前才有人告訴你，你的體重由是由熱量決定的。但是，你隨便問 100 個路人，100 大卡的麵包與 100 大卡的胡蘿蔔那個容易胖？大概 99 個人會回答麵包容易胖。兩者都是 100 大卡，為什麼大家都知道麵包容易胖？麵包的 100 大卡跟胡蘿蔔的 100 大卡不一樣？不都是 100 大卡嗎？

**人體是有調節適應能力、會因環境而變化的有機體，不是獨立固定的機械系統，必須用生理學的角度來解釋生命現象，而不能「只用」熱力學來解釋。**

我相信熱力學在瞬間或一個短暫期間內，可以符合人體的生理反應。但是如果忽略了生理反應最核心「適應環境變化和應對不同生理需求」的本質，把所有食物都化約為熱量計算，卻又要談飲食配比，基本上就已經不符合邏輯、不符合生理學，更不符合現實世界的經驗值。也許有數理高竿的瘦友會嗆我：「不懂數學，就別亂講」；有些營養師卻會安慰我：「其實熱量抓個大概就好，不需要那麼精確啦」。

啊，什麼？！

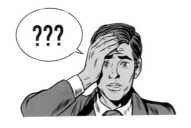

## 3. 科學實證問題：科學證據推翻了 500 大卡定律

談到科學實證，就非得引述一位計量物理學出身的肥胖科學家凱文霍爾（Kevin Hall）的研究。霍爾任職於美國國家衛生研究院，是一個資深的肥胖醫學研究者。上一章關於每周熱量赤字 3500 大卡可以減少 1 磅體重（或 7700 大卡等於 1 公斤體重）的「公式」，就是霍爾以算術謬論直接推翻的。但他畢竟是個傑出的物理學家，把熱量計算的算數型謬誤，用複雜的數學計算與許多由實驗數據估算的參數，以一個更複雜的數學式描繪了熱量與體重的關係，仍然符合他所擁護的熱力學第一定律。

霍爾在 2015 年於《美國臨床營養學期刊》發表了針對一個諧音叫做「卡路里」的臨床試驗（CALERIE；Comprehensive Assessment of Long-term Effects of Reducing Intake of Energy）結果的數學模型 [3]。他們發現該試驗研究長期限制熱量攝入對成人的健康影響，受試者被要求在兩年研究期間，每天攝入的熱量必須比他們的能量需求減少 25%。也就是說，如果一個受試者的日常能量需求是 2000 大卡，那麼他在試驗期間每天只能攝入 1500 大卡，以達到 500 大卡的熱量赤字。

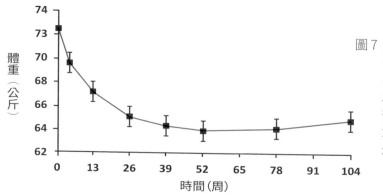

圖 7 連續兩年（104 周）每天 500 大卡熱量赤字的體重變化，52 周達最低點，然後慢慢回彈，平均減少 7 公斤，並不是 50 公斤。

　　依照熱量論者的黃金定律，這樣做每周可減半公斤體重，2 年共 104 周的研究期間，應該減 50 公斤（想得美，是吧？）。實際結果如圖 7 所示，減重速度在第 26 周即明顯減緩，第 52 周達最低點，平均減 8 公斤（約 12%），之後小幅回彈，兩年到期時平均減 7 公斤（約 10%，很不錯了）。

　　這結果完全符合現實世界的經驗！你我都經歷過了，減重就是這樣，很快就遇到高原期、停滯期。身為瘦友的我們更關切的問題是：何時才能達標？如何才能不復胖？

　　「卡路里」研究還發現一個事實：如圖 8 所示，在整個試驗期間，受試者的實際熱量限制，一開始很努力達到 25%，後來就「懶惰了」，越吃越多，試驗第 78 至 104 周只能維持熱量赤字 200 大卡左右，最後的平均每天攝入熱量只減少 12%，並沒有達到目標值 25%。

　　這又完全符合現實經驗！「限制熱量攝取」是不能持久的，你我都

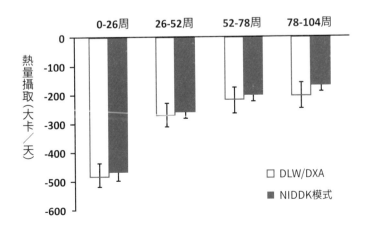

圖 8　雖然被要求每天 500 大卡熱量赤字，但大多數人越來越做不到。

經歷過。熱力學第一定律果然是正確的，這些受試者體重沒有繼續減少，就是因為無法堅持每天熱量赤字 25%，他們不聽話照做，活該撞牆。但是，他們仍然維持熱量赤字，不是嗎？就算只少吃 200 大卡，也還是赤字呀？為什麼體重會回升呢？

## 熱量赤字神話的幻滅

關於熱量赤字的荒謬問題，還是要由霍爾自己來回答。

### 1. 減肥達人秀

2016 年，霍爾團隊又發表了一篇令人震驚的報告，刊登在《肥胖期刊》，探討一個知名美國節目《減肥達人》（The Biggest Loser）的參賽者在比賽結束六年後的新陳代謝狀況 [4]。 在節目中，參賽者透過嚴格的熱量限制和極端運動，快速地減肥。但是這些人在節目結束後 6 年的追蹤紀錄發現：

(1) **代謝率變低：**比賽結束當下，參賽者的基礎代謝率（BMR）顯著比預期數值低。即使在賽後六年，他們的基礎代謝率仍比預期要低。這種現象被稱為「代謝適應」。

(2) **復胖：**賽後六年，即使他們吃的依舊很少，但大多數復胖，有些人甚至超過賽前體重。

天啊，這是不是又再度符合現實經驗？極端節食減肥、逐漸復胖，然後代謝率變低，變得更肥，更容易肥，越減越肥……真不願再往下想了。

2018 年，霍爾對熱量論發表了一個我認為頗中肯，但沒有太大創意的文章 [5]。他說明：

(1) 創造熱量赤字是減重的基本方法，所有減肥策略實質上都是透過減少熱量攝入來達到目標。（現在台灣很多年輕醫師也這樣說，但最近——2023 年 6 月——連台灣肥胖醫學會都開始懷疑熱量赤字的說法）

(2) 因個體差異，每個人對減肥策略反應不同，因此減肥方法應考慮個體偏好及生活方式。（啊，那第一條不就白講了？）

(3) 熱量赤字可在短期內減肥，但長期維持體重下降需採取其他措施，如增加運動量和改變生活習慣。（哦，所以長期減肥不是靠熱量赤字？）

霍爾的第一個論點仍然高舉熱力學第一定律大旗，第 2、3 點在我看來，卻是替第 1 點的失敗找藉口。如前所述，限制熱量就是與實際經驗不符合，更重要的是，這也與他自己稍後（2021 年）的研究發現不相符！

## 2. 吃多吃少、吃葷吃素一樣瘦

2021 年，霍爾團隊在頂尖科學期刊《自然醫學》（Nature Medicine）發表了一篇名為「植物性低脂飲食與動物性生酮飲食對隨意攝入能量的影響」的研究報告 [6]，他們招募了 20 名年約 30 歲的成人（平均 BMI 27.8）參加交叉飲食試驗，在二周內自由食用天然優良食材組成的「**植物性低脂飲食**」（簡稱**低脂**）或**動物性生酮飲食**（簡稱**低碳**）。

受試者分成兩組，各先吃其中一種食物二周後，接著再吃另一種食物二周，並特意向受試者聲明不是做減重研究，因此研究期間每個人都穿著寬鬆無腰帶的衣服，不准量體重。食量不做任何限制，吃到飽，每天都要做三次自由的運動，強度、形式不拘，每次 20 分鐘。

受試者對二種食物的適口性與熟悉度的評分無統計差異，意思就是二種食物一樣好吃、都吃得慣。

結果發現，低碳組在二周內攝取的熱量比低脂組高出 800-1000 大卡（圖 9 左）。低碳組在第二周的食量有微幅減少（是一種自然調節嗎？），但每天攝取熱量仍在 2800-3000 大卡之間，低脂組則在二周內食量持平，每天攝取約 2000 大卡。但奇妙的事情發生了，這二組人在兩周時間內**體重都明顯減輕了**（圖 9 右），而且**低碳組減重速度比低脂組更快、減得更多！**

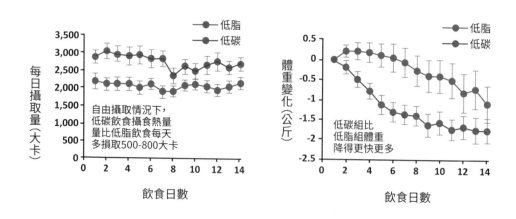

圖 9 低脂或低碳飲食對任意食物熱量攝取（左）及體重（右）的影響，二周內低碳組比低脂組平均多攝取 800-1000 大卡，皆無熱量赤字，體重卻都下降，且低碳高熱量組下降更多。

這些數據引出兩個重要問題：

(1) 兩組人都「吃飽」了，低脂組每天 2000 大卡實在也算不上熱量赤字，低碳組的 2800-3000 大卡對大多數人而言應該是過量了吧？可以說二組的受試者都沒有創造熱量赤字，但二組的體重都變輕了，這怎麼解釋？

(2) 低碳組比低脂組多吃了 800-1000 大卡，體重卻減少比低脂組更快、更多？熱量攝取更多，減重卻更快更多，這又怎麼解釋？

霍爾企圖解釋。他測量二組人的肌肉及脂肪含量，結果發現，低碳組的肌肉「流失」顯著比低脂組來得多（圖 10 左），而脂肪的減少確實是低脂組比較多一些，且達到統計上的意義（圖 10 右）。但霍爾也很保守的解釋，低碳飲食本來在短期內就會造成肌肉肝醣降低，而肝醣降低會帶走水分，所以低碳組的體重減輕較明顯，是因為水分流失。至於低脂組的脂肪減少較明顯，他認為雖然有統計意義，但因為差距太小，可能沒有臨床（現實世界）的意義。

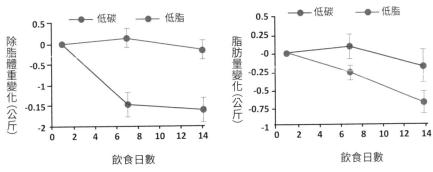

圖 10 低脂飲食比低碳飲食較無除脂體重的流失，並多減少約 0.5 公斤脂肪。

　　霍爾顯然意識到熱量赤字不能解釋體重減少的事實。於是他進行更進一步分析，測量了二種飲食的餐後血糖、胰島素、C- 胜肽、乳酸、游離脂肪酸及三酸甘油酯的變化。由於篇幅關係，我將重點放在血糖及胰島素的變化，因為我認為雖然該研究的受試者都是健康年輕人，但很多肥胖者是糖尿病前期或早期糖尿病，因此未來若想將該研究成果也延伸應用到預防糖尿病的策略，血糖及胰島素的反應是非常重要的觀察點。

　　如圖 11 所示，低碳飲食只引起微幅的血糖波動（圖 11 左），而幾乎不引起胰島素波動（圖 11 右）；相對而言，低脂飲食則明顯造成血糖（圖 11 左）及胰島素（圖 11 右）的上升。對於糖尿病前期或糖尿病人而言，這個低脂飲食所造成的血糖與胰島素上升幅度可能更大，並非好事。

　　而低碳飲食造成的微幅血糖波動甚至是因為刺激升糖素而來的。搭配幾乎不波動的胰島素，升糖素作為一個分解脂肪的荷爾蒙，反而可以促進脂肪分解，進行糖質新生，故血糖升高。當然，這可能只是我一己之見，但總是說明了低碳與低脂飲食對於減重，不是只有熱量赤字可以解釋，「生理」反應占了相同重要的角色。

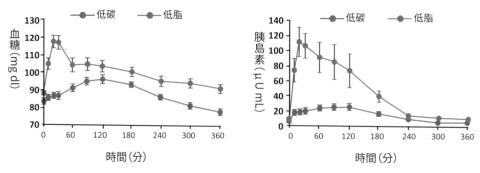

圖 11　低脂飲食明顯比低碳飲食引起較高的血糖（左）及胰島素（右）反應。

　　這篇論文（以及霍爾的很多論文）忽略了一個重要因素，那是在他接受「飲食醫生」（Diet Doctor）的 Podcast 專訪時，不經意談到的（我很認真聽，才聽到這個天大的祕密）。原來在這個研究裡面的受試者，每天都被要求做三次任何強度、形式的運動，每次 20 分鐘，並以手腕穿戴式裝置、腰間計步器、腳踝計步器監測活動情形。根據他自己受訪時的說法，「這個運動量比那些受試者平日的運動量都來得多」，但這部分在論文裡並沒有被討論，因為他認為這樣的運動量，並沒有創造多少的熱量消耗。但是我卻認為這是非常關鍵的環節，在下一節討論減重理論時我會說明，這個**每日三次 20 分鐘的任意運動，恰好符合了降低胰島素阻抗以及降低個人脂肪閾值的策略，很可能就是「沒有熱量赤字卻可以減重」的最佳解釋！**

　　老實說，很多科學研究報告真的讓人一頭霧水，有時候連作者自己都無法完全解釋。現實的經驗是，這些減重、停滯、復胖、越減越胖的輪迴，或是低糖、低脂、吃肉、吃素的爭議與迷惘，你我都經歷過。但令我們感到傷心與絕望的是，「創造熱量赤字」卻仍然被認為是減重的黃金定律，「你胖就是因為吃太多、消耗太少」仍然是減重專家對你我減重失敗的指控！身為瘦友的我們，怎樣才能逃脫這個永世的輪迴，進入永不復胖的天堂？

## 第三章

# 減肥是三元 N 次方程式：
# 一個公式不夠用

這一章有點難度，但我儘量寫得易懂，請你務必賞光讀完。讀罷你不同意、想找我辯論都行，但是我保證值得你讀完。

## 減肥為什麼有這麼多理論？是誰下令讓全世界一起變肥？

前一章我們從算數、邏輯、科學實證的角度說明了「單純熱量論」的繆思，現在我想再提一個思考方向：

X（蛋白質熱量）、Y（脂肪熱量）、Z（碳水化合物熱量）是三個未知數，全世界的肥胖科學家都在找一個飲食最佳組合的「數學解」。我們從國中的數學課本知道，要解二元一次方程式（二個未知數），需要兩個聯立方程式才能解答，那麼要解 X、Y、Z 三個未知數，就至少需要三個聯立方程式吧？而且由於人體生理反應的高度複雜性，X、Y、Z 可能不是一次方或線性關係，那就需要更多方程式才能解答了。

這些聯立方程式，就是各種「減肥理論」，或者「致胖假說」。

理論或假說非常重要。理論、假說讓我們可以進行實驗來檢證，並

且不斷修正，最後形成可以執行的方法，並且可以因為新的發現而不斷改進，變得更精確、更有效。

「減肥方法無他，就是少吃、多動、有恆心」，這真是一個直白、容易理解的說法。但所有減肥專家都心知肚明，就算真的做到每天達到熱量赤字 500 大卡，減肥成功率仍然很低。熱量論只是解三元未知數的其中一個方程式，不足以解釋肥胖現象，我們必須有其他的理論，才能有效解決肥胖問題。

有些減重專家只講「做法」，並不知道原理。例如 1970 年代的心臟科醫師羅勃阿金（Robert Atkins），因為自己肥胖，嘗試了各種減肥法都失敗，無意間發現違反當時健康概念的「大魚大肉」食譜居然非常有效，從此成為減重醫師，他的阿金飲食法（Atkins Diet）轟動一時，直到現在都被謔稱為「吃肉減肥法」。阿金當時完全不知道為什麼他的食譜有非常好的減肥效果，還有賴杜克大學的魏斯曼教授（Eric Westman）幫他做了臨床試驗，並逐漸與其他學者的研究融合而形成新的理論，也就是稍後會提到的「碳水化合物 - 胰島素論」，或者可以融入格局更大的「神經荷爾蒙論」。

在進入詳細討論前，我先說明：「每一個理論都有研究證據支持，但沒有任何單一理論可以完全解釋肥胖」，大家可能也聽很多減重專家說過：「**沒有一種飲食法適合所有人**」。本書的任務，就是要闡明：「**211 全平衡瘦身法符合所有減肥理論，因此最有機會成為聯立方程式的正解。**」

這話聽起來有點臭屁，好像 211 瘦身法最厲害。不，恰好相反。這些科學家能成一家之言，必是碩彥之士，我對他們非常崇敬。我從事基礎研究二十餘年，深知創立理論、學說之不易。其實，大多學者也謙稱其理論為「模型」（model）或「假說」（hypothesis）。我自己則隨著臨床經驗越多，越發現肥胖成因之複雜，真的沒有任何單一理論、單一飲食法、單一介入模式、單一藥物、單一手術可以解決所有肥胖現象。

舉例來說，減肥手術是最強力、極端的減肥手段，其中最強的術式叫做 Roux-en-Y 胃繞道 (RYGB)，近年來則有其改良版的單一吻口胃繞道手術（簡稱 SAGB、OAGB 或 MGB）， 把胃縫合了一大半，變成一個小胃囊，然後把這個胃囊直接吻合到空腸，跳過了吸收最旺盛的十二指腸（其實跳過 150-200 公分的小腸）（圖 12）。即使這樣一種讓你怎麼吃也吃不多（胃縮小了）、熱量吸收也大受限制（跳過一大段的小腸）的極端做法，都**幾乎百分之百會遇到停滯期，也都還有 10-20% 的復胖率**；簡單的胃束帶手術，明明吃不下多少食物，復胖率更高達 40% ！

如果連減肥手術都有這麼大的失敗率，你可以想見，任何單一致胖理論要解決所有肥胖問題，幾無可能。減肥手術是「永遠」地限制了熱量攝取及吸收，即便如此都會復胖，你還會相信單純減少量攝取是長久有效的減肥法嗎？減肥手術的醫師們，也早已意識到手術不是萬靈丹，必須考慮其他因素；但抬頭一看，理論居然這麼多，他們也一樣迷惘。

這就是我說「解 X、Y、Z 三個未知數，需要三個、甚至多個聯立方程式」的意思。而且，我想再強調一次，人體是以生理學運作的有機體，影響 XYZ 的係數很複雜，XYZ 也絕對不是單純的線性關係，因此解答也絕

對不是只有一組黃金標準。

那麼，這些提出一家之言的科學家們，難道不能坐下來好好談一談，提出一個融合各家理論的最佳模型嗎？可惜各「門派」至今仍吵個不停，互相攻訐，或許這也是一種「文人相輕」吧。

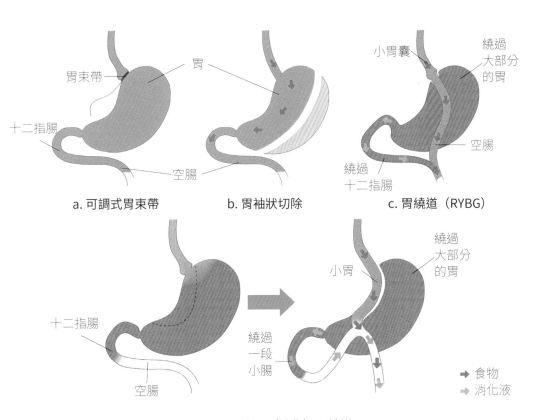

圖 12 常見的減肥手術：其中 a、b 為限制型（restrictive），縮小胃容量，限制進食，c、d 為吸收不良型（malabsorptive），減少小腸的長度，造成營養吸收不足

## 重要減肥理論小檢閱，讓你一次看清楚

既然這些科學家不肯坐下來談，我們只好自己來做了。限於篇幅，以下我先介紹兩個在過去十餘年來爭辯最厲害的論述，其他很知名、實用，但比較少被「炒作」的假說，我就擷取精華，擇要說明。在描述各理論過程中，我會穿插說明為何 211 全平衡瘦身法符合所有理論。

### 1. 能量平衡說（Energy Balance Model，簡稱 EBM）

前文已經說明，單純的「每天熱量赤字 500 大卡，每周可減 0.5 公斤」的說法早已被推翻，此處不再贅述。然而熱量的攝取仍是一個必須重視的關鍵，過度進食依然是會胖的，關鍵在如何體現熱量攝取的「自我調節」機制。

現在最流行的熱量模型就是由以算數謬論直接推翻「500 大卡論」的凱文霍爾等人提出，最新版本發表於 2021 年。他認為「體重變化取決於攝入的熱量和消耗的熱量之間的平衡。熱量赤字將導致體重減輕，而熱量過剩則導致體重增加」。霍爾是物理學背景，基本上仍相信熱力學第一定律，但他並沒有忽略神經荷爾蒙的調節角色，他透過實驗，指出當代真正致肥的環境因子是「超加工食品」，也就是俗稱的「垃圾食物」。

2019 年霍爾在頂尖期刊《細胞代謝》（Cell Metabolism）發表了一個研究報告，募集 20 名健康成年志願者，隨機分為食用超加工食品（垃圾食物組）與食用未經加工的食品（天然食物組）二組，採取自由攝食，沒有熱量限制。結果發現，垃圾食物組每天平均攝入熱量多於天然食物組約 500 大卡。垃圾食物組在 2 周內體重平均增加了 0.9 公斤，而天然食物組在同期內體重平均減少了 0.9 公斤 [7]（圖 13）！

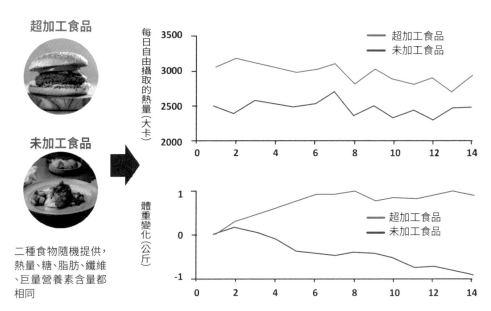

圖 13 超加工食品導致過度熱量攝取、體重增加，天然食材攝取熱量少一些，但沒有熱量赤
　　 字，體重卻自然減少？

　　這研究厲害吧！**超加工垃圾食物可能導致過量攝入熱量和體重增加，而天然原形食物可以自然調節熱量攝取，體重減少！**更厲害的是，兩組人的熱量攝取分別為每天 3000 大卡（垃圾食物組）與 2500 大卡（天然食物組）左右，並沒有熱量赤字（自由攝取「吃到飽」，怎麼會有熱量赤字），而在 2 周內，兩組並沒有逐漸減少熱量的攝取，但天然食物組居然可以達到體重下降的結果！天天吃到飽，體重自然變瘦？為什麼？

　　霍爾推測，這可能是由於超加工垃圾食物的口感、口味和可口性使人容易吃個不停，因此吃得比較多。此外，這些食品通常較缺乏營養素，例如纖維、蛋白質和維生素，可能也影響了食慾調節和能量消耗。由於這些食品無處不在、廉價、方便、能量密度高，且量大、高脂、高糖、低蛋白、低纖維的「精密組合」，擾亂了大腦的食物獎勵區、食慾區及

食物信號回饋處理區等神經核，刺激了食物的過度攝取，後續的肥胖，則只是熱量進入身體後的自然反應。

　　他發現巨量營養素的種類或配比沒有統計上的差距，只要是天然原形食物，低脂或低碳飲食都一樣可以減重。但是他推測低蛋白、低纖維是一個問題。

　　簡單的說，霍爾仍然認為肥胖是因為攝取過多、消耗過少（吃太多、動太少）引起，但是他把主要的環境因素歸因於到處充斥的超加工食品。而**解決之道，在於提供天然食物或真食物，至於高碳低脂或低碳高脂，或均衡飲食，取決於個人需要。**

　　我覺得霍爾有一點打迷糊仗。如果天然食物組可以達到自然的食慾調節與食量控制，那何須計算熱量？而沒有明顯熱量赤字，就可以達到減輕體重的效果，也說明熱量平衡不是一個算數問題，而是一個生理調節與適應的問題。

　　那麼，211 瘦身法為什麼符合這個模型呢？首先，**211 法則主張天然原形食物**；其次，照著 211 法則進食，**永遠可以創造熱量赤字**。這部分在下一章會詳細說明。

　　能量平衡說的主張如圖 14。主要論點在於**超加工垃圾食物刺激、擾亂了腦部的食物獎勵、食慾與信號處理調節中樞，以至於過度進食。**他認為肥胖就是大腦的問題，導致熱量攝取過度，至於熱量攝入身體後的反應，包括腸道荷爾蒙及迷走神經的調節、胰島素及其他荷爾蒙的調節作用、肌肉的能量狀態所傳達的信息及脂肪細胞所分泌的荷爾蒙（瘦素），都是因應能量過度攝取而發生的自然生理反應，過多的熱量，不管來源如何，一律存為脂肪 [8]。

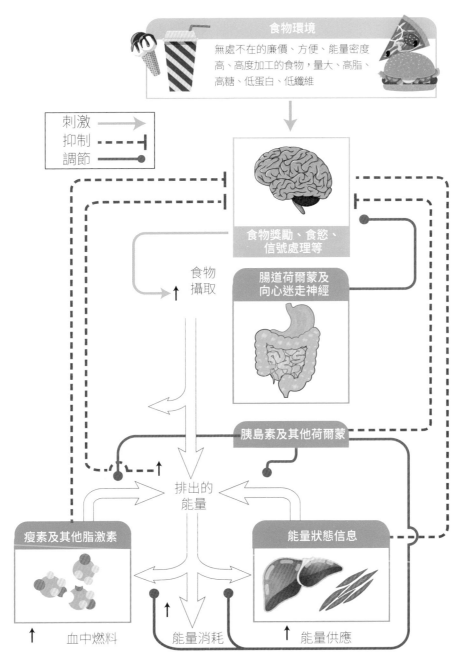

圖 14 能量平衡說認為無所不在的過度加工食物，量大、高脂、高糖、低蛋白、低纖維是致胖主要因子，大腦則受這些超加工食物操弄，導致飲食行為變異，過度進食而致胖。

　　我完全同意垃圾食物對腦部的影響，也有很多研究支持這個說法。尤其對於兒童或青少年的肥胖，限制垃圾食物的效果卓著。但我比較難以認同的是：

(1) **人體並無「卡路里」的受器或感應器，但是人體針對不同食物內容有明確的反應。**圖 14 的模型中有明確畫出「腸道荷爾蒙及向心迷走神經」（腸胃道）「胰島素及其他荷爾蒙」（胰島細胞）、「瘦素及其他脂肪荷爾蒙」（脂肪細胞），甚至還有肌肉組織的「能量狀態信息」，卻沒有任何研究證明這些神經荷爾蒙機制具有感知卡路里的能力。然而，我們知道蛋白質可以活化腸道荷爾蒙 PYY，提供滿足信號，也可以活化升糖素，促進肝醣及脂肪分解；我們也知道碳水化合物比蛋白質或脂肪更能刺激胰島素分泌。而其圖中所標示的肌肉「能量狀態」（energy status），更是受到各種酵素系統、肌肉張力及肌肉荷爾蒙（myokines）影響，反映的是碳水化合物、蛋白質或脂肪，而不是「卡路里」。

(2) **既然針對不同食物內容有不同反應，顯然不是只有「熱量」的數字可以決定脂肪的儲存。**這也可以從減重手術後，仍有相當比例的復胖得到證明。也就是說，即使用胃切除及胃腸繞這麼強力的限制熱量攝取，仍須吃對食物，或者還有更多個人特殊因素（例如基因、腸道菌、壓力）需要考慮。

(3) **能量平衡說沒有明白解釋運動與熱量消耗或能量「平衡」的角色。**其實我們現在也很清楚，運動本身並不能消耗太多能量，但是對整個人的健康狀態具明顯益處。而所謂非運動的活動能耗（NEAT），對維持體重更為重要，但這些都不符合卡路里的計算。

霍爾把這些數學無法解釋的因子，都稱為「代謝適應」。

總而言之，EBM 算是一個相當好用的模型，他所主張的天然原形食物可以「調節」食慾中樞，不致過度進食，並且呼喚「自然的神經荷爾蒙調節反應」，達到調節適當體重的目的，這與 211 法則的論述是相符合的。

## 2. 碳水化合物 - 胰島素說（Carbohydrate-Insulin Model，簡稱 CIM）

這個假說由哈佛大學的小兒內分泌教授大衛陸維（David Ludwig）等人提出。陸維也是首先提出「升糖指數」（glycemic index；GI）的人，並據此進一步提出「碳水化合物 - 胰島素說」（CIM）試圖解釋肥胖成因。他們認為攝入過多高 GI 的精緻碳水化合物（或其他致胖環境因子），增加了胰島素的分泌。因為胰島素的主要生理作用，就是儲存脂肪，所以如果食物會使胰島素分泌量大幅增加，將導致脂肪過度儲存。

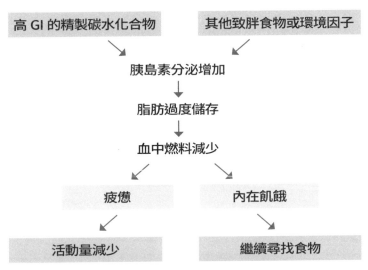

圖 15 碳水化合物 - 胰島素說的基本概念，主要論點是食物或環境因子導致脂肪過度儲存而不釋放，燃料減少，造成內在飢餓及疲憊，才會吃得多、動得少。

胰島素也是抑制脂肪分解的荷爾蒙，因此會降低血中可供利用的能量（燃料），於是產生細胞的疲憊，以致個體的活動能力減少，也發生了所謂的「內在飢餓」，也就是明明有很多能量，但是細胞卻無法利用，於是細胞發出信號到腦部，驅使身體繼續尋找食物（而且經常找的是精製垃圾食物），如此惡性循環，導致更嚴重的肥胖，簡單的概念如圖 15：

　　這個模型主張「吃太多、動太少」不是肥胖的原因，而是結果。這種說法，安慰了很多肥胖者，並且符合他們的現實生活經驗，因此風靡一時。的確很多人真的不是嘴饞吃太多，也沒有不想運動，但就是無法控制的發胖。但是，即使 CIM 風靡一時，但卻受到霍爾團隊一再的挑戰，因此其模型幾經修正後，於 2021 年再度提出所謂「完整版」的 CIM，詳如圖 16，看來有點複雜，但其脈絡與霍爾的能量平衡說有很多雷同之

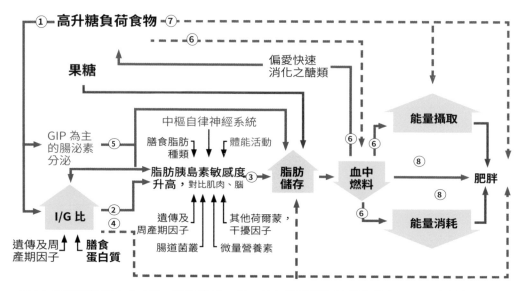

圖 16 完整版的碳水化合物 - 胰島素說，揭示了各種影響脂肪儲存的因子。圖中藍色實線部分，為主要致胖路徑，數字表示可供檢驗的假說。藍色虛線及數字表示可供檢驗之假說及致胖路徑。紅色實線代表其他獨立因子（果糖）。

處，同樣涉及了腸道荷爾蒙（GIP 為主的腸泌素）、中樞自律神經系統（等於霍爾的腦部獎勵及食慾訊號）及肌肉（體能活動）的角色，甚至包含遺傳及周產期因子、環境荷爾蒙等。由於 CIM 談的就是荷爾蒙在體重控制所扮演的角色，所以列出這些因子就相對合理[9]。

關於「碳水化合物 - 胰島素說」與「能量平衡說」的異同，陸維也覺得大同小異，所以在 2021 年 11 月提出了一篇論文（正式出刊卻是 2022 年 7 月），提供了一個簡明的對照圖（如圖 17），標示二者之差異[10]。簡言之，CIM 認為脂肪組織增加是原因，吃得多動得少是結果，

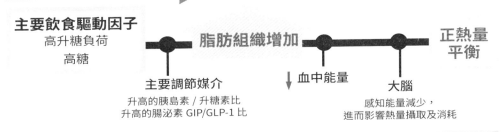

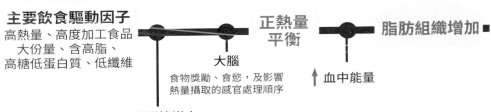

圖 17 碳水化合物 - 胰島素說與能量平衡說的比較，可以看出二者最大差異在於「肥胖」與「吃太多、動太少」的因果關係，以及對於其他非熱量因子的表述範圍，其實二者有很多共通點。

而造成脂肪組織增加的主要驅動力，是因為吃了太多高升糖指數的精緻碳水化合物所引發的胰島素飆升。而 EBM 則認為肥胖就是吃太多動太少，以至於熱量過多，身體自然將熱量存為脂肪；而造成吃太多的原因是市面充斥的超加工食品，破壞了食慾的調節機制。

以上兩個理論，目前爭辯得非常厲害。雙方陣營都獲得非常多的研究經費，採用設計越來越嚴謹的臨床試驗，但似乎仍然沒有辦法「蓋棺論定」。這樣的結果說明了一件事，肥胖是非常複雜的病理生理現象，沒有單一理論可以解釋清楚。

事實上，陸維在 2022 年 5 月發表一篇評論文章，用另一個更容易理解的方式來看待雙方爭議，並試圖把兩個理論融合成一個「推力 - 拉力」模型 [11]（如圖 18）：

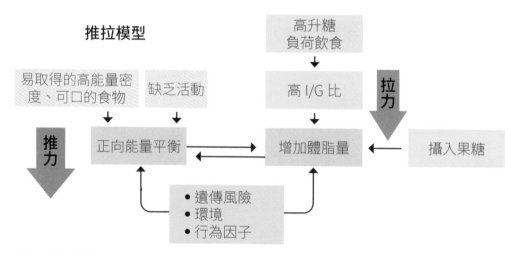

圖 18 推拉模型：易取得的高能量密度、可口食物與缺乏活動，是造成過度進食，正能量平衡的推力，而高升糖指數食物、果糖攝取過多，造成脂肪過度儲存，則是吃得多動得少的拉力，加上遺傳、環境、行為等因子，最終導致肥胖。

(1) **將霍爾的能量平衡與過度攝取的垃圾食物熱量視為導致肥胖的「推力」：**

霍爾認為肥胖就是因為攝入過多熱量，無論來源為何，但主要是因為廉價、高能量、加工且美味的食物普及，加上久坐的生活方式，造成能量正平衡，而被「推入」脂肪儲存。

這個推力模型強調「所有熱量對身體來說都是相同的，沒有任何營養素對脂肪儲存或能量消耗具有特殊的熱量獨立效應」；現代食品則可能透過多種生物和心理行為途徑，操弄大腦的飢餓或享樂中心，或透過胰島素等激素的中樞作用，影響熱量攝取。

推力模型的證據很多，例如過度餵養實驗室動物和人類可使體重和脂肪增加。但矛盾之處在於，當過度餵養的實驗結束時，體重通常會回到基線，顯示被「推入」脂肪組織的熱量並不會固定下來，這與現實世界肥胖幾乎無法遏制的現象是完全不同的。的確人類可以透過努力減少能量攝取來短期控制體重，但生理的反應（例如報復性進食的衝動，以及基礎代謝率的降低）會抵消長期熱量赤字的效果，令體重繼續增加。

陸維不否認垃圾食物的危害，但他認為垃圾食物相對於原形食物，產生的信號不同，也就是推力不同，而這些不同在食物與荷爾蒙、基因、腸道菌、壓力等多樣因素的互動關係。

(2) **將胰島素及各種荷爾蒙相關路徑視為致肥的「拉力」：**

高 GI 食物導致高的胰島素 / 升糖素比（促進脂肪合成的胰島素過高，促進脂肪分解的升糖素偏低），進而使脂肪增加，能量無法釋放，造成

細胞飢餓、基礎代謝率降低，於是「拉動」身體繼續進行食物攝取，造成更嚴重的熱量過剩與脂肪堆積。

這個模型也有研究證據支持，陸維的實驗發現，攝取高升糖指數飲食的小鼠，基礎代謝率降低，並且體重增加，即使攝入熱量少於對照組小鼠。前一章介紹霍爾的研究也有類似發現，即熱量攝取較多的低碳高脂組，體重降低反而更快。

**我自己診所的數據分析也發現，在男性客群，減重成績最好的，反而是熱量攝取比較高的。**

值得一提的是，拉力模型神來一筆地把「果糖」視為獨立的致肥因子，認為果糖可能透過「與熱量無關的機制」，影響脂肪的合成，進而改變能量來源的分配。這個與熱量無關的機制是什麼？答案居然與尿酸有關，原來在許多動物的演化史上，夏秋之際，果子成熟，攝入大量水果後，果糖被肝臟代謝為尿酸，而尿酸則促進肝臟將其他攝入的醣類，進行脂肪合成的反應，造成脂肪組織的增加，以應付冬天的來臨。不同於動物體內其他代謝反應路徑的是，尿酸非但不回饋抑制果糖轉化為尿酸的反應，反而是增強反應，也就是果糖透過尿酸，傳到身體一個「冬天將至，趕快促進脂肪合成」的反應。現代人攝入了比演化史上任何時期更豐富、更甜美的水果，還有許多添加了果糖的各類食品，這些果糖在人體內不斷傳達著冬天將至的信號，人體也聞信努力儲存脂肪，預備過冬，可惜這個冬天一直沒有來。這一段在 Part 2 談到果糖的時候，會再進一步說明。

## (3) 「推力 - 拉力整合模型」：

陸維建議整合推力和拉力的雙向因果關係，共同作用導致肥胖。首先，**人類對高熱量、美味食物的天生喜好，容易導致正能量平衡，並將過剩能量在餐後幾個小時內迅速「推入」脂肪組織**（我們都有一頓大餐就破壞幾個月減肥成果的經驗）。在另一個情境下，長期攝取高升糖指數或含高果糖的食物，將透過影響胰島素／升糖素比或其他不同機制，導致脂肪組織增加。**這些脂肪組織最後產生「拉力」機制，使過剩熱量留在脂肪組織中，無法釋放，因而增加飢餓感、降低飽足感。**

推力 - 拉力整合模型主張兩種致肥機制可能共同作用，促使脂肪增加，導致越來越肥，但是這兩條途徑的影響強度可能因時間長短和個體基因易感性而有所不同，也可能因為年齡增長的荷爾蒙變化或行為因子而改變。因此減肥策略可視個體的差異來設計。

這其實在現實世界非常實用。例如，很多減重醫師都堅持熱量赤字是減重唯一鐵律，但卻在增肌策略中，提倡「碳循環」的飲食策略，也就是隨著重量訓練的時程與強度，將部分熱量替代為不同份量的碳水化合物。**其實碳循環就是一個利用碳水化合物對胰島素分泌調節的策略，因為胰島素分泌，配合適當的肌肉訓練，胰島素就變成一個促進肌肉合成的荷爾蒙了。許多減重專家不知不覺間，已經在同時運用熱量赤字與碳水化合物 - 胰島素理論，也就是推力 - 拉力模型了。**

可惜陸維的「推拉模型」一推出，就被霍爾團隊大肆批判、嗤之以鼻，認為不過是能量平衡論的改良版。各位瘦友看到這裡，應該對肥胖

成因之複雜、爭議與「迷人」有所體會了。陸維是哈佛大學教授、波士頓兒童肥胖中心主任，霍爾是美國國家衛生研究院的科室主任，兩位都是赫赫有名、學富五車之士，卻為了捍衛自己的理論，爭執不斷，竟看不見他們**彼此其實有很多交集。這個交集是什麼？我認為 211 全平衡瘦身法就符合這個交集。**

## 3. 荷爾蒙與大腦決定論 [12]

有很多科學家說，肥胖其實是大腦的疾病。我們的食慾（想要吃、開始覓食）、進食行為（真的開始吃、感到高興，最後因為飽足而停止進食）和體重恆定性（吃與不吃的結果），的確受特定腦區調控，並受來自腸胃道、脂肪組織，甚至骨骼肌所分泌的荷爾蒙及神經信號所調節。主要腦區包括（名字很拗口，不想看可以直接跳過）：

(1) **下視丘**：主要食慾調節的腦區，受到神經和荷爾蒙系統調節。當身體需要食物時，胃部釋放飢餓素（ghrelin），刺激下視丘釋放出促進食慾的荷爾蒙（例如神經肽 Y；NPY），使我們感到飢餓而覓食、進食。而瘦素（來自脂肪細胞的荷爾蒙）和胰島素（因為碳水化合物及蛋白質刺激的荷爾蒙），則會抑制下視丘釋放出這些荷爾蒙，降低食慾。

(2) **腹側被蓋核**：促進食慾的腦區，受到胰島素影響。當身體攝入足夠的營養時，胰島素會抑制腹側被蓋核中神經元的活動，進而減少進食。

(3) **基底視前皮質**：其中的多巴胺神經元與食慾和獎勵相關，受葡萄

糖和胰島素的調節，進而參與食慾和進食行為的調節。

重要的是，這些腦區的神經元其實是受到身體周邊荷爾蒙的調節，而天然食材對於這些荷爾蒙有自然的回饋調節（feedback regulation）能力（請參閱圖 19）。前面提到，主張能量平衡論的霍爾，對於「植物性低脂高碳飲食」和「動物性高脂低碳飲食」居然沒有造成體重的差異，疑惑不已，進而在 2019 年證明**罪魁禍首原來就是超加工食品。超加工食品含有的高糖分、高脂肪與高鹽分，會強烈地刺激下視丘釋放食慾促進信號，讓我們吃個不停。高糖、高脂與高鹽的組合，也會影響脂肪組織的瘦素分泌，在腦區造成瘦素阻抗，因而無法感受到脂肪的飽滿度。當然，超加工食品也強烈地影響胰島素的分泌和作用，除了直接指揮脂肪的合成外，胰島素也具有影響食慾調節的作用。**近年來的研究更發現，連腸道菌叢的組成也會影響食慾調節機制（甚至包括其他情緒與精神狀態），即使短暫食用超加工食品，都會對腸道菌叢產生負面影響，進而影響食慾調節。

211 法則的餐盤建議的則全都是「原形食物」，搭配高碳、高脂、低碳、低脂、素食、葷食、地中海、原始人或得舒飲食，都有自然調節腦區食慾中樞的效果，讓你絕對充滿飽足感，永遠不會過度進食。

## 4. 體重設定點論

很多動物實驗及人類觀察研究，發現身體的確有一個體重「設定點」（body weight set point）的現象，身體會使用各種機制來維持體重的恆定。如果食物內容改變，造成快速增重或減重，在恢復常態飲食時，

體重很快就會回到原先基準。這個現象常被用來解釋人類的減肥失敗，就是因為「設定點」太高。

那麼，減肥策略可不可能改變體重設定點呢？當然可能，只是需要策略與時間。這當然要從體重設定點的機制著手。目前「認為」影響體重設定點的因素包括基因（下一段會再稍微深入地討論）、神經荷爾蒙與能量攝入間的平衡[13]。基因本體是無法改變的，但是近 20 年來的分子遺傳學研究發現，基因的「表達」與「環境因子」息息相關。**這個環境因子最重要的就是飲食、運動、睡眠、人際關係等生活習慣與神經荷爾蒙的回饋調節機制**，其中最重要的神經荷爾蒙系統包括胰島素、瘦素，及下視丘的食慾調節中樞。

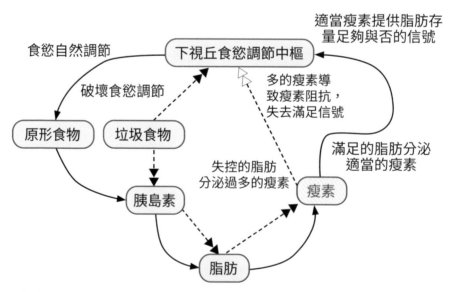

圖 19 體重設定點論的可能機制，認為超加工垃圾食物導致胰島素過多，進而使脂肪過度堆積，造成瘦素回饋抑制食慾中樞的機制受損，不斷上調體重設定點，以至於過度進食，攝取更多熱量，已滿足更高的設定點，變得更加肥胖。

簡單地說，就是食物經過胰島素等荷爾蒙的作用，調節了脂肪的存量，脂肪則一直分泌適量瘦素，提供下視丘脂肪存量指標。若脂肪少了，瘦素分泌量就會減少，食慾中樞就會驅動身體攝食，補充脂肪。反之，若脂肪足夠了，瘦素就會「告訴」食慾中樞，讓身體停止攝食，體重因此得以控制。現代垃圾食物（及活動變少）的最大問題，就在於刺激過多胰島素的生成，脂肪量不斷增加，瘦素信號送到腦部，本來感應的應該是「足夠」的信號，卻被垃圾食物攪亂，發生了「瘦素阻抗」，食慾中樞無法感知，以為身體還處在存量不足狀態，於是繼續攝食、變得越來越肥，也就是體重設定點變得越來越高[14]（圖 19）。

要扭轉這個現象，第一就是要擺脫垃圾食物及超加工食品對食慾中樞的破壞，選擇 211 全平衡瘦身法（以及所有健康飲食法）主張的「原形食物」，重建身體自然的回饋調節機制。

由於 211 法則的飲食配置，保障了各類營養素的均衡（不是「能量」平衡），因此能恢復食慾中樞的回饋調節功能，永遠不會過食，自然而然地達到「熱量赤字」，不是 500 大卡，也不是 300 大卡，但就是自然的調節食慾，即使「任意取食」到「飽足」，仍然可以調節食慾中樞，自然而然的減少總攝取量，讓體重逐漸下降，並且讓身體自然找到新的、較低的、健康的體重設定點。

211 法則可以結合任何其他健康飲食法，也都會讓你發揮更簡單有效的執行力，本書將會設計 211 地中海飲食（211M）、211 得舒飲食（211D）、211 全蔬食（211V），甚至還有 211 低脂高碳飲食（211C──雖然我並不主張低脂、高碳水化合物飲食，但 211 法則可以「容許」這

樣的組合，也的確有些人適合這樣的飲食方式），都可以達到重啟體重設定點的效果。

## 5. 蛋白質槓桿說（Protein Leverage Hypothesis, PLH）

這個假說最初由澳洲的生態學家斯帝芬·辛普森（Stephen J. Simpson）和大衛·瑞本海默（David Raubenheimer）提出，他們發現昆蟲及他們研究的各種動物飲食中的蛋白質含量降低時，會自然增加攝食總量，直到蛋白質需求得到滿足[15]（圖 20）。在人類的初步研究，也發現這個現象，並且可以解釋現代加工食物普遍蛋白質不足，致使食用者攝取更多食物，導致肥胖[16]。雖然這假說目前可資引證的臨床試驗不多，但很多實驗證據顯示，充足的蛋白質攝取，可以刺激腸道荷爾蒙 PYY，促進食慾的滿足。近年來的營養學觀念，也都主張增加攝取蛋白質，雖然主要著眼點在於預防肌少症，但卻與蛋白質槓桿說的主張不謀而合。

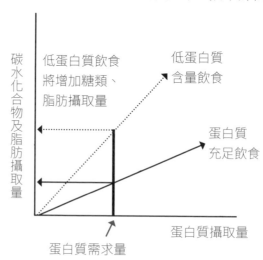

圖 20 蛋白質槓桿說認為動物對蛋白質的攝取必須達到某一設定量，若飲食蛋白質含量低（如虛線），則會增加攝取量，因此「熱量」增加，導致肥胖。

另外一個支持蛋白質必須足量攝取的理由，在於人體無法合成一些稱為「必需胺基酸」的蛋白質成分，必須由食物中取得。所以蛋白質含量不足的食物，無法滿足人體需求，自然傾向於攝取更多份量，不只熱量增加，也增加了胰島素等荷爾蒙的作用。

類似的理由，也被應用在脂肪的攝取方面，認為我們身體無法合成部分「必需脂肪酸」，必須自食物中取得。

人類的生理生化特性，使得人類喜歡同時富含「必需胺基酸」與「必需脂肪酸」的「天然蛋白質」。所有自然存在的「天然蛋白質」，如肉類、魚類、蛋類、大豆類，都同時含有豐富的蛋白質及脂肪。

**211 飲食法特別注重保障蛋白質的攝取量，主張原形食物的優質蛋白質，這一點符合了蛋白質槓桿論，當然也符合必需胺基酸與必需脂肪酸的需求。**211 飲食法並不反對加工純化的蛋白粉，只是強調「天然食材」在演化上自然調節食慾的特性。

## 6. 腸道菌叢（假說）

這部分可能還沒有到肥胖假說的程度，但不可否認的，益生菌在過去十幾年是科研界的顯學，幾乎所有疾病都與腸道菌叢發生關連 [17]。我不敢否認腸道菌叢的重要性，但由於至今沒有任何一株益生菌被證實具有抗肥胖、抗癌、抗過敏、抗憂鬱或抗任何特定臨床狀況，只有「保持腸道菌叢多樣性」的觀念被大部分研究資料明確地肯定 [18]。

腸道菌叢指的是生活在我們腸道中的數以百億計的微生物，其總數量與基因複雜度甚至比人類還多，有些學者戲稱**人類其實是一個生態系統**，

**其中 90% 的基因屬於身體的菌叢，只有 10% 的基因是人類的**。腸道菌叢包括細菌、病毒和真菌等。這些微生物在健康狀態下對人體有多種益處，如維護腸道健康、幫助消化、合成維生素以及抵禦有害微生物等。

腸道菌叢與肥胖的關係一般會從下列幾個面向討論：

(1) **能量攝取**：腸道菌叢影響能量攝取與利用，某些微生物具獨特代謝途徑，提高能量攝取效率，當腸道中的這些微生物比例增加時，可能促使宿主攝取更多能量，導致肥胖。

(2) **發炎反應**：肥胖是慢性發炎疾病，而腸道菌叢失衡導致腸道屏障功能下降，發生「腸漏症」，使腸道中的微生物成分進入血液，引發全身性發炎，進而導致肥胖、胰島素抵抗以及 2 型糖尿病。

(3) **胰島素抵抗**：腸道微生物群失衡引起胰島素抵抗，使胰島素升高，進一步導致肥胖。

(4) **脂肪代謝**：有些腸道菌會使脂肪細胞增生，增加脂肪儲存並導致肥胖。相反，有些腸道菌可以產生短鏈脂肪酸，如丁酸和乙酸，促使脂肪分解。

以上所舉，都還只是實驗室的證據，還沒有臨床試驗證實任何一株腸道菌具有明確減肥或致胖效果，但是很多研究卻指出，富含纖維質的多種類蔬菜，是腸道菌叢的最佳食物。**211 法則主張，至少 1/2 的餐盤要裝滿五顏六色的蔬菜，這就符合了培養優良腸道「菌相」的原則**。

## 7. 肥胖基因（假說）

同樣的，肥胖基因不斷被提起、發現，但仍然沒有一個傳統遺傳學家、分子遺傳學家甚至做基因組大數據分析的專家，敢於指天誓日地

宣稱「肥胖天生」（肥胖基因決定論）。但是，在近代基因體學發展之前，很多雙胞胎（同卵與異卵比較）或家族、世代研究就已經發現，遺傳因子與肥胖有高度關聯性。知名的單基因變異，例如黑素皮質素受體 4（MC4R）、瘦素的突變，會導致極度肥胖，但這種性狀在嬰兒時期就會被發現。在現實世界裡，這種突變的發生率極低，大部分人的肥胖都是多基因的。曾經有一個叫做詹姆士尼爾（James V. Neel）的學者在 1962 年提出「節約基因」假說，認為人類在演化的壓力下，只有容易生成脂肪的人才能在飢荒時存活，而人類演化史上，飢荒遠多於豐足，所以現代人都是帶有易胖基因的。但是，這個說法並不能解釋同樣在現代的食物豐足的「致胖環境」中，有些人就是不會胖，尼爾也在 1999 年正式放棄他的節約基因假說。但是，基因體學及表基因學（即基因表達受環境因子調控）的發展，卻更加確立人類有肥胖基因的存在 [19]。目前知道影響肥胖的基因至少有 32 個，由於「熱量論」多年來在致胖學說中的主流地位，這些基因被（依據熱量論）區分為幾個類目：

(1) **脂肥大基因（hypertrophy genes）**：影響脂肪細胞內油脂囤積速度與體積增大

(2) **脂肪細胞增生基因（hyperplasia genes）**：影響前驅脂肪細胞增生速度與數量

(3) **脂分解基因（lipolysis genes）**：影響脂肪細胞內油脂分解與體積縮小

(4) **代謝速率影響基因（metabolic rate genes）**：影響人體基礎代謝、活動代謝能力及能量消耗速度

(5) **食控制基因（appetite control genes）**：影響食慾、餐後飽足感與特定飲食行為傾向

　　這些基因的變異都不是基因本體的突變，而是在調節基因表達的非基因本體核酸序列發生單個核酸的變異，稱為單核苷多樣性（single nucleotide polymorphism；SNP）。也就是說，這樣一個小小的變異，就可以影響基因表達的劑量或樣態，而且這個表達劑量樣態，是受「環境因子」的驅動。其實，我們可以推理，人類這五、六十年來，不可能因為演化而有重大基因的突變，但是我們的生活方式、飲食內容卻有天翻地覆的改變，也可以說，**人類還來不及透過演化來適應現代生活環境的巨大變化。**

　　由於我過去從事基礎研究，對於基因有極大興趣。這幾年基因檢測成本與速度越來越快，我也嚐鮮的做了我自己的肥胖基因檢測。不驗則已，一驗才發現我居然是「微胖體質」！我的脂肪細胞容易增生（或已經增生）、容易肥大（的確曾經很肥大），我的食慾是中度風險（我很愛吃，也很能吃），糟糕的是我的體代謝能力也傾向於高風險，只有脂分解能力還不錯（圖 21）。

　　得到這個結果，我其實大可以「釋懷」地讓自己發胖，畢竟這是基因嘛，而且我的確在 26 歲出社會開始就發胖，一直到九年前（2014）都還是胖子。我身體的不舒服、高血脂、升高的血糖，以及讓我警醒的胸悶、胸痛，都讓我想要減肥，卻久久不能成功……我生而有易胖基因，又活在「致胖環境」中，我還能如何？

　　但是，透過 211 法則，我重新創造了「環境條件」，我變瘦了，而且到今天仍能暢快吃喝，維持體重。我逆襲成功，改變了基因定義我的體重命運。**這證明肥胖基因的表達與否，是可以被環境調節的。**更重要的是，我並沒有刻意創造熱量赤字，我執行的是 211 全平衡法則。

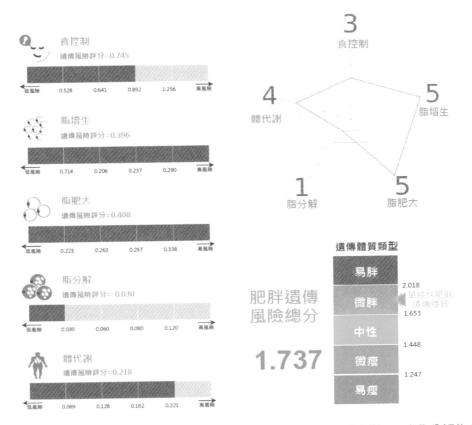

圖 21 我的肥胖是高風險的脂增生及脂肥大，中高風險的食控制與體代謝，只有脂分解能力還可以，天生是微胖體質。

以下就是我創造的環境條件：我的飲食行為改變成了低風險（211 餐盤加上食物挑選原則），我的疾病誘發因子（高血壓、高血脂、高血糖）也在經過幾年的飲食原則變成低風險（圖 22），我摒除了大部分危害健康的行為（我曾抽菸，也嚼食過檳榔，但早已不再。但我還喝一些小酒，嘿嘿）。比較不足的居然是體能活動不足（我這麼認真運動，居然仍被每天看診 8-10 小時的辦公桌生活危害）。總之，我現在的環境暴露風險是中低或低度風險的，綜合基因體質與環境因子，就成了我現在的樣子：身高

176.7公分，體重維持在 71-73公斤，BMI 23.5 左右，體脂率13-20% 之間；血壓維持在 110/70 毫米汞柱以下，靜止心跳每分鐘 52-58 下；空腹血糖約 90 毫克 / 分升，糖化血色素 5.4%，三酸甘油酯 50 毫克 / 分升，高密度膽固醇脂蛋白 85 毫克 / 分升，低密度脂蛋白膽固醇 125 毫克 / 分升，尿酸 5.4 毫克 / 分升。五年來我做過兩次精密磁震造影、心臟血管、超音波檢查，沒有任何癌症跡象、沒有任何血管鈣化、沒有冠狀動脈狹窄、沒有脂肪肝，

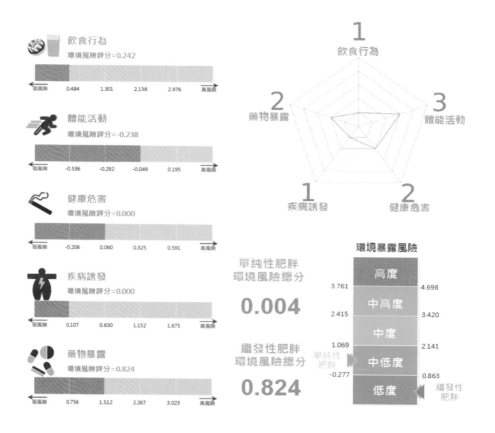

圖 22 我的環境條件是重建健康飲食、體能活動略增加（唉）、健康危害因子（菸酒）減少、疾病誘發因子控制，減少藥物使用，終能克服肥胖。

骨質年齡近乎 20 歲，血管彈性幾近完美。

基本上，我很健康。

**我創造的環境條件，改變了我的微胖基因體質。**這個環境條件，就是 211 全平衡瘦身法的飲食與生活原則。

## 211 法則符合所有理論的交集，可能是這些「聯立方程式」的最佳解答之一

前面說了這麼多的理論，只想再次強調，照著 211 法則進食，永遠可以創造熱量赤字，符合古典的熱量算術理論，而原形食物的配置，也符合霍爾的能量平衡論。限制碳水化合物份量，保障蛋白質份量，則符合碳水化合物 - 胰島素理論及蛋白質槓桿論。天然食物的組合，解決超加工食品的主張，也符合大腦決定論的機制。而至少一半份量的蔬菜，可以養好腸道菌叢，並且因為這樣吃，不容易發生飢餓感，身體就不會因為體重下降而發生「警覺」，進入「代謝適應」的「飢餓模式」，可以逐漸降低體重設定點，讓你不再為復胖而煩惱。

最後，211 全平衡瘦身法則，主張的不是只有食物，還有很多行為的建議，都讓你可以重新創造一個對肥胖基因的低風險環境，即使像我這樣帶有「微胖基因」體質的人，在肥胖了 25 年之後，仍然可以改變基因，維持 7 年不復胖。別忘了，減肥的 5 年復胖率是 95%，211 法則讓我維持了這麼久，而且我深信這樣執行下去，終生都不會復胖。讓我邀請你，一起來執行。

你，今天 211 了嗎？

**參考文獻**

1. Norwitz NG, Feldman D, Soto-Mota A, Kalayjian T, Ludwig DS. Elevated LDL Cholesterol with a Carbohydrate-Restricted Diet: Evidence for a "Lean Mass Hyper-Responder" Phenotype. Curr Dev Nutr. 2021;6(1):nzab144.

2. Wishnofsky M. Caloric equivalents of gained or lost weight. Am J Clin Nutr. 1958;6(5):542-546.

3. Sanghvi A, Redman LM, Martin CK, Ravussin E, Hall KD. Validation of an inexpensive and accurate mathematical method to measure long-term changes in free-living energy intake. Am J Clin Nutr. 2015;102(2):353-358.

4. Fothergill E, Guo J, Howard L, et al. Persistent metabolic adaptation 6 years after "The Biggest Loser" competition. Obesity (Silver Spring). 2016;24(8):1612-1619.

5. Hall KD, Schoeller DA, Brown AW. Reducing Calories to Lose Weight. JAMA. 2018;319(22):2336–2337.

6. Hall KD, Guo J, Courville AB, et al. Effect of a plant-based, low-fat diet versus an animal-based, ketogenic diet on ad libitum energy intake. Nat Med. 2021;27(2):344-353.

7. Hall KD, Ayuketah A, Brychta R, et al. Ultra-Processed Diets Cause Excess Calorie Intake and Weight Gain: An Inpatient Randomized Controlled Trial of Ad Libitum Food Intake. Cell Metab. 2019;30(1):67-77.e3.

8. Hall KD, Farooqi IS, Friedman JM, et al. The energy balance model of obesity: beyond calories in, calories out. Am J Clin Nutr. 2022;115(5):1243-1254.

9. Ludwig DS, Aronne LJ, Astrup A, et al. The carbohydrate-insulin model: a physiological perspective on the obesity pandemic. Am J Clin Nutr. 2021;114(6):1873-1885.

10. Ludwig DS, Apovian CM, Aronne LJ, et al. Competing paradigms of obesity pathogenesis: energy balance versus carbohydrate-insulin models. Eur J Clin Nutr. 2022;76(9):1209-1221.

11. Ludwig DS, Sørensen TIA. An integrated model of obesity pathogenesis that revisits causal direction. Nat Rev Endocrinol. 2022;18(5):261-262.

12. Farias G, Netto BDM, Bettini SC, Dâmaso AR, de Freitas ACT. Neuroendocrine regulation of energy balance: Implications on the development and surgical treatment of obesity. Nutr Health. 2017;23(3):131-146.

13. Garvey WT. Is Obesity or Adiposity-Based Chronic Disease Curable: The Set Point Theory, the Environment, and Second-Generation Medications. Endocr Pract. 2022;28(2):214-222.

14. Chhabra KH, Adams JM, Jones GL, et al. Reprogramming the body weight set point by a reciprocal interaction of hypothalamic leptin sensitivity and Pomc gene expression reverts extreme obesity. Mol Metab. 2016;5(10):869-881.

15. Simpson SJ, Raubenheimer D. Obesity: the protein leverage hypothesis. Obes Rev. 2005;6(2):133-142.

16. Saner C, Senior AM, Zhang H, et al. Evidence for protein leverage in a general population sample of children and adolescents. Eur J Clin Nutr. 2023;77(6):652-659.

17. Asadi A, Shadab Mehr N, Mohamadi MH, et al. Obesity and gut-microbiota-brain axis: A narrative review. J Clin Lab Anal. 2022;36(5):e24420.

18. Chen Y, Zhou J, Wang L. Role and Mechanism of Gut Microbiota in Human Disease. Front Cell Infect Microbiol. 2021;11:625913.

19. Goodarzi MO. Genetics of obesity: what genetic association studies have taught us about the biology of obesity and its complications. Lancet Diabetes Endocrinol. 2018;6(3):223-236.

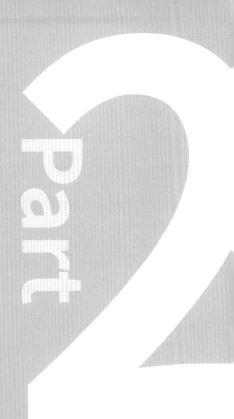

Part 2

# 為什麼 211
# 全平衡瘦身法
# 終生有效？

211 全平衡瘦身法是一套法則、一組理論，不是只有餐盤配置，更不是把一只有格子的塑膠或骨瓷餐盤買回家。格子餐盤不會讓你變瘦，讓你終生享瘦的是把這一整套全平衡的理念融入生活。

第一章

# 心中有餐盤，
# 行走天下都可活用 211

## 什麼是 211 全平衡瘦身法，為什麼可以終生執行？

　　很多新朋友在我的 FB 社團「糖毒勒戒所」留言問：什麼是 211 ？熱心的瘦粉會請新朋友看公告，或者耐心解釋餐盤的比例，社團裡面也有許多瘦友分享的食物，看起來賞心悅目。拙作《終生瘦用—211 全平衡瘦身法》於 2017 年初版，以「進與出之間」、「動與靜之間」以及「生與死之間」作為敘述主軸，其實是一本我自己的代謝病史與減重奮鬥史，從而領悟了體重控制的祕密，乃至健康與生死的理解，整理之後以我認為最簡單的文字方式呈現。

　　話說我從 28 歲就業後，就開始逐年變胖、失去健康，健檢報告滿紙紅字，背痛腰痛膝蓋痛，未老先衰，甚至因胸痛送到急診，被診斷為心肌缺血。而後土法鍊鋼，胡亂嘗試各種減肥法，體重卻紋風不動；運動則是三兩天瘋狂暴力的鍛鍊後，運動傷害造成數周數月的療養復健，不但無運動之效，嚴重時還把膝關節半月板搞裂。心想堂堂康乃爾大學博士、陽明大學教授、所長、總務長、國際長、副校長、台北市衛生局長、衛生署副署長（抱歉，我的頭銜跟我的健檢紅字一樣多），怎連自己體重都搞不定？然而在某場已不復記憶的演講中，聽聞到「哈佛大學健康餐盤法」，於是

依法照做，6 個月內竟從 89 公斤變成 72 公斤，瘦了 17 公斤，嚇壞自己，不禁狐疑：「這次做對了什麼？」而後開始鑽研肥胖醫學文獻，加入肥胖醫學會正式受訓，並把前半生歷經「大風大浪」（哈哈哈）而對健康與人生的反思體悟，加上這些年機緣巧合上過的靈性成長課程、被迫去住習的參禪靜坐，而後親身實踐與臨床實操幫病人成功減重、改善慢性病等的知識經驗，彙整成一套課目，在國家文官學院連續開講十餘年的這一整個歷程，彙整成一本「肥胖生死書」…但成書之前，出版社覺得書名太嗆辣沉重，不符合全書的「輕鬆簡易、陽光活力」全平衡風格，幾經腦力激盪，改成「終生瘦用—211 全平衡瘦身法」這個書名。

書名強調的是一個瘦身「法」，是一套法則，是一個有關健康與人生的主張。但很有趣的，「211 餐盤」頗為大眾接受，那一整套追求與維持健康的「方法論」，卻相對被冷落，所以請容我重新把211 全平衡瘦身「法」簡要描述一次。本書依循 211 主張，更深入探討肥胖形成的機理（請參閱 Part 1），以全新面貌呈現肥胖症的 211 根本解。

首先，「211 全平衡瘦身法」指的是三個面向的平衡：

1. 211 配置三大營養素、六大類食品，自然達到全平衡：「全平衡」不是數學上的均衡，而是生理機制對食物反應的全平衡（詳見 Part 1 的能量平衡說）。你只要依照簡單易行的 211 餐盤配置，就可以達到這樣的全平衡，不需計算熱量，每餐都吃到飽（但請勿吃到撐），只要符合 211 原則，食物任你挑選，沒有任何食譜（當然也無名廚指導或現成的 211-Uber Eat），烹調方法方面也沒有特別限制（除了儘量避免油炸、高熱油炒或加油添醬搞得很複雜），因此容易上

手。211 飲食沒有任何「儀式」，不必禱告或選方位，但對食物的攝取有一個順序的建議，那就是「水肉菜飯果」口訣，這裡面的科學依據，將在第三章詳細說明，下一章也會解說 211 餐盤的基本版及各種精彩的進階版組合，讓你明白 211 飲食餐盤的多種變化，可在減重不同階段或卡關、不適應時，採取最適當配置，永遠能找到最有效的組合，永遠吃不膩，終生可執行。

2. **自在運動與身心靜息的平衡**：211 主張簡易可行、安全有效的運動方式，每個人可以自己的能力，選擇執行強度、時間與頻率，而且儘量減少天候、地點、設備的限制；更重要的是，根據最新「考古人類運動生理學」的發現與最新的科學數據，進階版 211 主張保持隨時活動的狀態，並重新擁抱華人古諺：「飯後百步走、活到九十九」的傳統智慧，建議每餐後都去散步。211 也主張心智精神的安靜與淨化，不但科學上有明確證據可加強減肥效果，更有益於全方位的健康。

3. **對健康活在當下與預先安排晚年心態的平衡**：這八股的生命哲學主張，是我的慘痛人生體悟。以前我媽叨唸我時，我說她不懂年輕人，她就會說「不聽老人言，吃虧在眼前」，現在我真心感激媽媽當年說的話。所以我提出 211 全平衡瘦身法的時候，把人生體悟放在很重要的位置。肥胖是一種健康失衡的表徵，是「萬病之源」，不但是身體健康的警訊，甚至是「人生問題」的警訊，你只要發現自己一年比一年重，肯定健康出了問題。而且肥胖不只是大家通俗地認

## 男抖俊、女抖嬌：人類最強效運動

在傳統熱量論裏，創造熱量赤字是減重鐵律，「少吃、多動、有恆心」是不二法門，因此「有效運動、消耗熱量」一直是運動科學／科技／方法的研究主題。但人類在二十世紀中葉前，根本無健身房行業，而家用健身器材風行的今日，肥胖仍席捲全球。哈佛大學人類演化生物學教授丹尼爾・李伯曼博士從演化有趣觀點，在他的著作《人類天生不愛動》（英文原名 Exercised: Why Something We Never Evolved to Do Is Healthy and Rewarding）中，探討了體育鍛鍊的概念，提出了他認為最有效的運動方式。首先，他提出幾個我們都深有同感的問題：

- 如果運動是健康、對我們有好處的，為何大多人不喜歡甚至避免它？
- 我們生來就會走路和跑步，但為何我們寧願耍廢？
- 跑步傷膝嗎？舉重、有氧運動、高強度訓練哪個最好？
- 久坐真的是新菸害嗎？步行就足以減肥嗎？
- 各種矛盾、令人焦慮的休息、活動和鍛鍊的「科學報告」，如何理解？

李伯曼認為，「運動」純為現代概念，對我們的祖先來說，身體活動是自然的生存規律，運動只發生在必要時，例如狩獵或逃避掠食者，並非為了健康效益而鍛鍊。他以人類學證據解開我們對運動的迷思，認為現代生活是一種「逆演化」，文化變遷比速度超過我們身體演化適應的速度。

他舉「椅子」為例。以演化觀之，椅子是相對近期的發明，讓我們舒適地長時間坐著，這是我們祖先所沒有的。然而，我們的身體尚未演化到可以處理長時間久坐，這導致了慢性背痛和心血管問題等健康問題，

久坐的害處如同吸菸。

他從古人類腳踝與跟骨的構造解釋，古人類是經常蹲著休息或做事的，就是我常說的「台式蹲」（見圖1）。他主張，解決我們缺乏運動的方法，不在於把運動變成奢侈品，強迫自己進行不自然的運動，以至於鍛鍊變成苦差事，而是採用更接近我們身體演化能夠處理的生活方式，例如整天小量活動，並將遊戲融入身體活動中，蹲坐、跑過街、戲耍、打架、散步、跳舞，甚至抖腿、摳摳摸摸，這些所謂非運動的活動能耗（non-exercise activity thermogenesis; NEAT），效益遠超過 30 至 60 分鐘的結構式鍛鍊。我當然還是認同結構式運動的健康效應，就把它當作古人的狩獵活動，每個人都應該偶爾去打獵。但我在此大膽的引申李柏曼的研究，延續上一版 211 全平衡瘦身法的尼雅舞精神，主張「男抖俊、女抖嬌」（圖2）與「台式蹲」是減肥非常有效的運動方式。

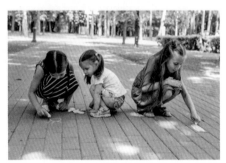

圖 1 「台式蹲」是孩子們自然的姿勢，也是人類自然的姿勢。

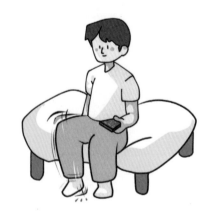

圖 2 「男抖窮、女抖賤」？抖腳其實很健康，應該是「男抖俊、女抖嬌」。

為是身體熱量（或能量）代謝的問題，更可能包含腦部疾病（食慾
回饋路徑失衡）、精神障礙（憂鬱、焦慮、財務）、人際關係問題（夫
妻、親子、戀情）、職場問題（壓力、大夜班）、生活習慣（拖延、
三餐不定時、3C 迷戀、不愛刷牙、邋遢散漫）的問題，都需要全面
性關照。簡言之，你若能搞定體重，基本上等於搞定了健康與人生
問題，所以，時時關注並維持健康體重，是性價比最高的保健之道，
這就是「健康活在當下」的意思。最後，我覺得大多數人對於人生終
點都缺乏面對的勇氣：我們想要以何種「樣子」進天堂？我們現在的
狀態，會讓我們進天堂前很瀟灑、風光、滿足，還是很狼狽、淒涼、
悲慘？胡適說，「要怎麼收穫，先那麼栽」，史蒂芬柯維（Stephen
R. Covey）提出「成功者的七個習慣」，其中第二個重要習慣就是「以
終為始」。我們想要如何進天堂，現在就要預備好。211 主張先執行
健康快樂的生活，才會得到健康苗條的身材，然後才有福氣圓滿的人
生結局，這個不用我說，你一定可以、也必須終生執行。

所以，211 所講的全平衡不是物理或數學意義上的等量，而是從科
學面到實用面，將飲食、生活、運動、靜心從演化生物學、生理學、生
物化學、營養學、醫學、心理學到人生哲學各方面，都取得最大效果的
「支點」，各個學理都在這支點上得到支撐的力量，因而發揮了最大的
效果。聽起來有點唬爛，但我說的是真的。圖 3 是 211 全平衡瘦身法的
基本主張的簡單示意圖及說明。

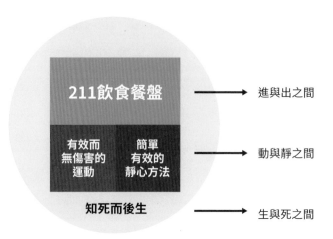

圖 3 211 全平衡瘦身法：50% 的力量放在飲食的調整，25% 的力量用來執行有效而無運動傷害的身體活動，另 25% 的努力則在運用一些簡單的方法達到心靈的安靜，比例上剛好是 2：1：1，故簡稱為 211。這張圖以外圓內方的方式呈現，211 全平衡的三大主張以方形分布，表達「必須身體力行」的意涵。外部畫一個大圓，表達對於人生在世，必有所終。既然知道必有這一天，總要預先想好大限到來要什麼狀態來接受，看透這一切就會人生圓滿，而你要堅持做到的，就只是方形內的 211 法則而已。

這張圖是我的 211 全平衡瘦身法最「八股」，但也最簡單、最浪漫的圖解。

## 什麼是「211 飲食餐盤」？

211「餐盤」是 211「全平衡瘦身法」採用的「食物配置」。從 2017 第一版 211 瘦身法出版至今，營養界知識大爆發，很多新觀念需要說明，因此需要把 211 餐盤的組合再說明一次，而我也要以更為實用的角度出發，談談營養素與食物的分類與組合。

211 餐盤講求的「全平衡」觀念，同樣的也不是數學或物理學的均等，而是生理效應的全然平衡。211 的食物來源包括：

1. 三大巨量營養素—蛋白質、脂肪、碳水化合物（又稱為醣類）—

必須平衡，而不是均等。平衡指的是利用「營養素不是只有熱量，而是生理信號」的特質，使其產生促進身體最佳健康狀態的綜效。

2. **六大類食物**—全穀雜糧類、豆魚蛋肉類、乳品類、蔬菜類、水果類和油脂與堅果種子類，必須有所取捨，不是每樣都吃，也不同於國民健康署的建議比例，如此才能發揮食物攜帶的營養成分，達到三大巨量營養素平衡的目標。

一般營養學的教科書，會依據三大營養素，列舉各類食物，大抵如下：

- **蛋白質**：豆、魚、肉、蛋及乳品類或某些蛋白質含量較高的穀類及蔬菜的成分。
- **脂肪**：存在於肉品、深海魚、蛋黃，以及油脂與堅果類。
- **碳水化合物**：全穀雜糧、水果、乳品、根莖類蔬菜等。

過去幾年，我在網路上與讀者溝通或在門診與病患討論飲食的時候，也發現很多民眾對於目前營養學的分類法，容易感到混淆與困惑。211是為了實用，不是為了考營養師證照，因此我綜合使用三大巨量營養素與六大食物，目的就是為了「接地氣」，容易溝通。

2017 年出版的原版 211 餐盤，蔬菜占二分之一，蛋白質占四分之一，碳水化合物占四分之一，所以蔬菜：蛋白質：碳水化合物的比例恰好是2：1：1，所以才簡稱為「211」，如圖 4 所示。

211 餐盤「內」只標示了蔬菜、蛋白質與碳水化合物，但不表示只能吃這三樣東西，而是這三「類」食物做這樣的配置，有最大的效果。說明如下：

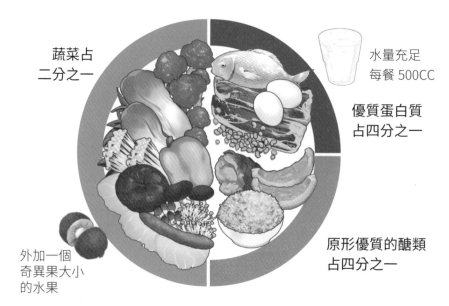

蔬菜占
二分之一

水量充足
每餐 500CC

優質蛋白質
占四分之一

外加一個
奇異果大小
的水果

原形優質的醣類
占四分之一

圖 4 原版 211 餐盤

1. 保障至少總量的 1/4 為「蛋白質類」：

211 飲食的蛋白質指的是新鮮的「魚、肉、蛋、豆」。

我特別要強調 211 中對蛋白質沒有「排序」的關係，我個人愛吃魚，所以我把魚放在第一位，但我年輕時，課本上說的蛋白質來源是「肉、魚、蛋、豆」，肉類先，豆類最後。後來有一些研究報告與假說（暫不討論其正確與否），提出「紅肉」（主要為哺乳類的肉）可能提高心血管疾病及癌症風險，並且注意到蔬食的好處，所以部分倡議者就把植物性蛋白（豆類）拉抬到第一位，在國民健康署的官網裡，你看到蛋白質食物順序是「豆、魚、蛋、肉」，豆類第一，肉類最後。我不想掀起葷素爭議，但必須說明，營養生理學研究一再證實，動物性蛋白質食物（肉、魚、蛋）的蛋白質含量、各種胺基酸的比例及吸收利用率，皆優於植物性蛋白質食

物。人類在狩獵採集時代，主要的蛋白質來源都是獵捕、飼養的肉、魚、蛋，或盜取他種動物吃剩的獵物，甚至吃昆蟲的成蟲或幼蟲，大多數植物蛋白都必須煮熟，否則有毒，顯然在人類用火之前，植物性蛋白質應該都是不經意攝入的。豆類製品（豆腐、天貝、豆豉、納豆、味噌）雖然各國都有，但畢竟不是最主要的蛋白質來源。我自己是「什麼都可以吃、也必須吃」的雜食主義者，對全素食、全肉食並無偏見，即使我常自稱無肉不歡，但如果整桌子都是肉，看起來也很倒胃口。211 的主張包含最適當的「菜、肉、飯」比例。為了許多素食的讀者，本書也提供素食版的 211 建議（211V）；但是，很抱歉，沒有全肉食版的 211。

　　對於「含有蛋白質，但實際上碳水化合物更多」的食品，例如很多人認為的高蛋白穀類（藜麥等），它們對於身體的作用，經常與澱粉類似，尤其若你是對糖不耐受、糖尿病前期或糖尿病人，我建議你視之為醣類，不然你吃完量一下血糖就知道這種食物適不適合你。這幾年連續血糖機價格越來越親民，很多人測試後，發現每個人對吃完食物的反應，竟然差異極大。大原則是：會讓血糖飆得越高的，對身體的危害越大。全素食者的蛋白質來源較侷限，飲食選擇辛苦些。蛋奶素最大的誤會在於「奶」，糖尿病患者如果吃蛋奶素，常常就會在乳品上踩雷，血糖永遠控制不良，因為乳糖經過消化分解與肝臟代謝後，與葡萄糖無異。至於「糖尿病人適用」的加工乳品或飲品，最好看清標示，碳水化合物含量可能很

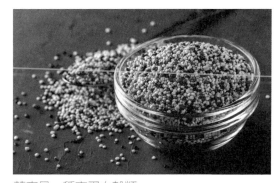

藜麥是一種高蛋白穀類

嚇人。糖尿病人如果吃全素，熱量來源勢必大量依靠澱粉，血糖控制也會很辛苦，而且蛋白質普遍不足，加上糖尿病本身的疾病特質，肌肉流失會很嚴重，血糖控制就更困難。

蛋白質不足對食慾、肥胖的影響也很大，這部分的主張，我們除了援引在 Part 1 所提到的蛋白質槓桿說的論述，更重要的是肥胖醫學研究發現蛋白質對於食慾荷爾蒙胜肽 YY（PYY）及升糖素（分解脂肪的荷爾蒙）的刺激作用，以及在熱量論時代大家熟知的蛋白質食物產熱效應對於減肥飲食的重要性（211 綜合採納各家學說的長處，靈活運用）。211 餐盤主張蛋白質類食物至少占餐盤的四分之一，以目視份量即可，不需要稱重。

2. 吃足 1/2 總量的「蔬菜類」：

211 飲食法希望你多吃蔬菜、吃多種蔬菜。蔬菜類在 211 法則裡主要指的是「葉菜類」或「長在地面上的蔬菜」。很多人沒看過菜圃農田，可能分不清地面地下，所以我建議選擇葉菜類最安全。

葉菜類含有大量的纖維，營養學上把纖維也歸類在碳水化合物的多醣類，但人類完全無法消化纖維，因此沒有像澱粉之類的碳水化合物造成血糖升高、胰島素飆升的性質。熱量論者也認為蔬菜的纖維不具有熱量，「可以無限量攝取」（我可沒這樣主張），但是營養學在介紹六大營養素的時候，經常把纖維放在「提供熱量」的「碳水化合物」章節裡，真是一種令人困惑的分類法。但是營養學上（主要來自網路資訊）的蔬菜類食品又更「精細」的分類法，例如台灣癌症基金會官網[1]把蔬菜分為深色葉菜類、淺色葉菜類、根莖類、花果類、菇蕈類、芽菜類、辛硫

化合物、苦味類等類別。我個人覺得這種分類的名詞頗具圖像性，相當實用，如果你願意採納，那麼我建議，除了不要整盤蔬菜都是根莖類，以及糖尿病人要限制花果類蔬菜之外，其餘多多益善。

為什麼營養學要如此混淆的把纖維歸類為碳水化合物呢？這是因為最初的營養學者想要和生物化學或有機化學對標，因此採用化學結構的相似性，將纖維歸類在碳水化合物，算是一種「複雜的碳水化合物」（complex carbohydrate）。我在美國唸書的時候，選修過營養生物化學，講授纖維的教授也說，營養學家們一度對纖維也很困惑，既不提供熱量，也不提供任何「營養價值」，但是所有研究都發現，攝取纖維有益於健康。近年來由於腸道菌叢（請參閱 Part 1 的腸道菌叢說）的研究熱潮，我們知道纖維有助於腸道菌叢中的益生菌生長，並且益生菌可以將纖維發酵分解，產生所謂短鏈脂肪酸（short-chain fatty acids; SCFAs），是大腸黏膜細胞的「主要」能量來源（但不為身體其他細胞當作能源來利用），並且可以增進腸道的免疫能力，促進腸道健康，甚至在肥胖症與第二型糖尿病的發生、預防與治療方面都有些角色，所以 211 主張把蔬菜類與碳水化合物分開，強調高纖維蔬菜類。如果你覺得複雜難記，那麼也可以直接把 211 建議的「碳水化合物」直接改成「原形澱粉類」。

基本上 211 法則建議儘量避免根莖類蔬菜及非莢豆的豆類（例如皇帝豆、蠶豆，這些都是「原形澱粉類」），也儘量避免你不認識的蔬菜。糖尿病患者對於絲瓜、瓠瓜這種甜味較明顯的瓜類，也要少量攝取，它們升血糖的威力比我們想像的還厲害。211 餐盤主張蔬菜類食物應占餐盤二分之一的份量，目視即可，不需稱重。

3. 不超過 1/4 總量的「碳水化合物類」：

在 211 法則裡基本建議「原形澱粉」，主要是「五穀雜糧類」的食品。前述的根莖類蔬菜，很多都屬於「雜糧」類。

碳水化合物類食物請儘量選擇「低度」加工的「原形」澱粉，不要吃磨成粉末的再製澱粉類食品，例如麵粉、薯粉、米粉或太白粉製品。我知道這下子很多人都要暴動了，誰不愛麵包？誰不愛珍珠奶茶？飯後一碗冰鎮西米露多美味呀？ Nuttella 的爆餡榛果巧克力餅乾多麼舒壓呀！但這些都是超級致肥食物。我還是要再強調一次，如果你是天選之人，吃什麼都不會胖，那麼你可以不用理會我的說法（天選之人基本上永遠不會看到這本書），但如果你容易胖、正在擴充空間占有率或已經很有規模，那我還是勸你遠離這些磨粉再製品，不管店家宣稱加了什麼營養素、纖維質、益生菌，骨子裡都是「白色的粉」，都是致胖聖品。第一版 211 法則開宗明義的建議就是：「丟掉家裡的麵包！」這一點現在不但沒改變，我還要勸你做好心理建設，走在路上連烘焙店、手搖飲店都要躲遠一點。

211 餐盤主張碳水化合物（醣）類食物應不超過餐盤的四分之一份量，醣類耐受不良的人（例如糖尿病患者），可以減少到餐盤的六分之一至八分之一。

4. 攝取天然食物帶有的脂肪：

任何天然新鮮的蛋白質類食物，都含有油脂。雖然 211 餐盤圖解沒有特別標示脂肪，但是魚、肉、蛋都含有脂肪，連豆類也富含脂肪。211

飲食主張，任何天然蛋白質食材內所含的豐富脂肪，都可以充分食用。

如需添加油脂（如拌生菜沙拉時），或必須用油脂烹調（例如炒菜、煎魚），就採用「古法」製造的植物油，如橄欖油、苦茶油等。椰子油及棕櫚油是某些民族的傳統油品，也算是「古法」製造的。奶油雖然不是存在於天然蛋白質內的油脂，但也可以由「古法」製造，基本上生乳靜置一段時間，油水分離，奶油自然浮在上面。

211 不反對使用椰子油、棕櫚油或奶油，近年來很夯的「防彈咖啡」（也號稱一種飲食法）或生酮飲食曾大力推薦這些品項，也宣稱了這些油品的神奇效果。但是，這幾種油脂（椰子油、棕櫚油、奶油）容易造成膽固醇升高，尤其是低密度脂蛋白膽固醇（LDL-C），讓很多醫生高度「警戒」。雖然我個人的研讀發現，膽固醇升高應該合併其他代謝指標共同判斷（例如三酸甘油酯、高密度脂蛋白膽固醇，及空腹血糖），單純的膽固醇升高不應逕行判定為心血管疾病的危險因子，但是為了避免你的醫師碎碎念，少量使用就好。況且華人社會本來也很少食用椰子油及棕櫚油，也所以如果不是你特別喜歡這些油品的風味，無需特別買來使用。

由於 211 建議脂肪來源儘量從天然的蛋白質，所以蛋白質類食物不必特別挑選低脂的，甚至在必要時候，肥一點的肉有其「階段性的效果」。其實肉類食物若不含油脂，吃起來乾澀如柴，既不美味，亦不健康。前陣子門診來了一位從美國回來的病人，訴說她吃幾近無油的全素蔬食加豆腐約 30 年，但長年受濕疹潰爛之苦，看了我在 Youtube 上的影片之後，開始吃五花肉，濕疹竟然全好了。她不信「邪」，再回頭吃無油

全素，濕疹潰爛果真再發；重新吃五花肉，濕疹又消失無蹤，可見天然肉品內的油脂在某些情況下直如良藥。

總之，211 建議你不要把油脂當成聖品妙藥來喝，但也無需避之如蛇蠍。遇到需要外加少量油品烹調增加風味，就採用古法製作的動、植物油品，例如橄欖油、苦茶油等，甚至適量的豬油、奶油、鵝油、羊油，都是很好的。

5.「一個」水果：

211 飲食建議食用各色「新鮮水果」，不是果汁，不是果乾，更不是罐頭或蜜餞。但是份量不宜太多，大約一個奇異果大小的量就好，千萬別吃一大盤的任何一種水果，理由請見【BOX 也許老天要你胖：果糖與尿酸的秘密】。

## 也許老天要你胖：果糖與尿酸的秘密

### 尿酸不等於痛風，而是動物的「過冬信號」

一般人對尿酸的理解，多與痛風相關。而談到尿酸高的原因，也是來自所謂「高普林」食物，包括內臟、海鮮等，甚至菇類、黃豆、豆漿都被算在內。但近年研究證據發現，導致高尿酸的最大原因竟是：果糖。

更有趣的是：尿酸原來是動物預備過冬的信號。冬天到來之前，必須有個信號讓身體「提前儲存脂肪」，否則動物就無法活過嚴冬，這個信號居然就是尿酸。

理查強生醫師（Richard Johnson）是尿酸代謝的知名學者。他從演化生物學和動物行為角度觀察，發現很多動物（例如熊），冬天前會大量攝取富含果糖的食物，如蜂蜜或成熟的果實。他發現，攝取大量果糖，「迫使」

肝臟將一部分果糖代謝成尿酸，而尿酸在肝臟內是促進合成脂肪的信號[1]。

## 救命的「果糖 → 尿酸」代謝，現在變成要命的？

從果糖代謝成尿酸，本來是動物預備過冬的救命信號，為什麼現代人卻要承受高尿酸與肥胖之苦呢？這就需要從果糖的「氾濫」說起。

果糖是一種單醣，本來就存在於水果中。果糖的氾濫為什麼會造成嚴重後果？那是因為與葡萄糖相比，果糖的代謝路徑有幾個重要而危險的特色（圖5）：

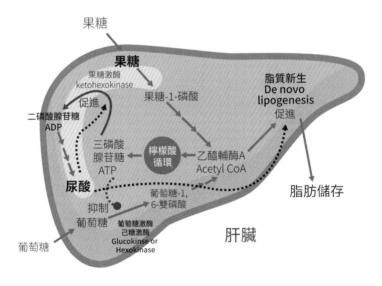

圖5　果糖、尿酸與葡萄糖代謝（簡化版）。果糖代謝不同於葡萄糖之處在於其代謝步驟第一步的果糖激酶不受三磷酸腺苷（ATP）抑制，甚至催化 ATP 代謝為 ADP 及下游產物，最終產生尿酸，尿酸一旦合成，就會刺激脂質新生，產生脂肪，更對果糖激酶產生正回饋效應，更加速果糖代謝速度。另外，果糖代謝只能在肝細胞內進行，葡萄糖代謝則在全身所有細胞都可以進行。果糖代謝當下也消耗大量 ATP，會使個體覺得倦怠疲憊，可能也有助於個體休息，準備過冬。但對於現代人而言，卻是造成活動力降低，更惡化肥胖。

(1) **果糖在體內的代謝只能在肝臟進行：**身體其他細胞無法代謝果糖，大量的果糖攝取，等於對肝臟的轟炸。

(2) **果糖代謝可以提供能量，但過量果糖最終促進脂肪合成（稱為脂質新生 de novo lipogenesis，簡稱 DNL），**且不受所產生的 ATP（三磷酸腺苷，俗稱「能量代幣」）的回饋抑制，導致果糖越多，脂肪合成就越多，來不及運出肝臟，就直接在肝內形成脂肪粒，造成「脂肪肝」。

(3) **果糖代謝的第一步是消耗能量的，需要 ATP 推動；**因此攝入大量果糖，除了高甜度造成的欣快感，沒有獲得能量的感覺，甚至因為消耗能量而覺得疲累不堪，昏昏欲睡。

(4) **ATP 再被一連串酵素反應，**繼續被代謝成尿酸。關鍵在於，體內大部分生理生化反應，終產物都會回饋抑制初反應，讓代謝路徑緩慢下來，尿酸一旦形成，卻發生正回饋，更加速尿酸形成，從而加速脂質新生，加速脂肪堆積，使個體更加肥胖。動物研究更發現，在食物不足卻需要儲存脂肪時，會把葡萄糖代謝路徑上的果糖 -1，6- 雙磷酸轉化成果糖 -1- 磷酸，接著走脂質新生路徑。

環顧現在代飲食環境，充斥富含果糖的食物，包括農業改良後越來越甜的水果、被加工製成的果乾、果汁，還有加工食品中無所不在、成本低廉而風味絕佳的高果糖糖漿。研究顯示高尿酸可導致胰島素阻抗和脂肪積累，與肥胖、代謝症高度相關，而高果糖食物的攝取導致尿酸增加，可能是全球肥胖大流行最重要的因素 [2]。現代生活綁架了這個演化上的生存信號，身體不斷儲備脂肪，可是我們嚴陣以待的冬天永遠沒來！

## 降尿酸可以減肥嗎？

　　既然尿酸是造成現代人肥胖的可能原因之一，那麼，降低果糖攝取或降低尿酸有助於減重嗎？有些研究結果認為這是可能的。

　　加州大學舊金山分校曾經研究一群國小孩童[3]，讓學校的販賣機裡面販售的高果糖食品或飲料，置換成只含有澱粉的食品，結果短短九天的時間，40 個參與的孩子，有 31 個體重減輕了。更重要的是，這些孩子們的肝內脂肪降低了接近 30%，但是對皮下脂肪沒有影響（圖 6）。進一步分析發現，這些孩子肝臟內的脂質新生速率在九天技巧性的果糖「斷供」後，也明顯減低（圖 7）。我自己的臨床經驗也發現，減重卡關的瘦友如果尿酸偏高，使用少量降尿酸藥物或者尿酸合成的營養品（例如槲皮素），有助於突破減重瓶頸。當然，這只是我的臨床實際案例，目前還沒有大規模的科學驗證。

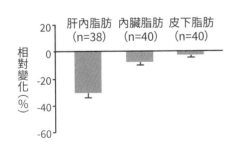

圖 6 九天戒絕高果糖食物對兒童肝內、
　　 內臟及皮下脂肪影響

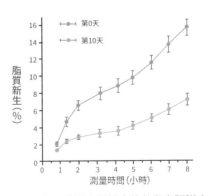

圖 7 九天戒絕高果糖食物使兒童肝臟合
　　 成脂肪速率明顯下降（第 10 天與
　　 第 0 天相比）

水果滋味甜美好吃，是重要的「經濟作物」。從小我們就被灌輸「水果都是健康的」，鮮果汁更是健康的汁液，因而水果、果汁廣受大家喜愛，覺得它比汽水、可樂健康，連果乾、蜜餞、水果罐頭或任何水果再製品，也都讓人覺得比餅乾、糖果來得健康而高尚。

的確，水果含有維生素、礦物質和抗氧化劑，對身體有益，因此適量的水果是健康的。但其實這些物質在蔬菜裡更為豐富，尤其是礦物質及維生素。更關鍵的問題是：多少水果才是適量？為什麼 211 飲食法不限制蔬菜攝取量（其實大部分飲食法都鼓勵多食蔬菜），卻不建議大量攝取水果？關於「適量」，以現有文獻推估，大約一餐一個奇異果大小的任何水果，應該都是「安全」的。一個 150-200 公克的富士蘋果，大約含有九公克果糖、五公克葡萄糖、四公克蔗糖，總熱量不高，這些糖量對一般人也無大礙，但對於糖分耐受不良的人，卻有明顯不良影響。而且，若對水果不設限，一般人可能輕易吃下一大盤。糖尿病患者若戴上連續血糖機，可親眼見證水果讓血糖飆升的威力。血糖是刺激胰島素分泌的主要因子，而胰島素是促進脂肪合成、抑制脂肪分解的主要荷爾蒙。211 主張限制水果，不是因為熱量，乃是因為其大量食用可能導致血糖飆升、刺激胰島素的作用，以及 BOX 所說**果糖代謝致肥效應**。

6. 充足的「水」：

211 飲食建議餐前飲用 500 CC 的清水，其實 250 CC（大約一個馬克杯）也足夠，但 500 CC 最有效。

211 飲食不建議在積極減重期間喝「湯」，尤其是濃稠的湯品、高湯塊調製的任何湯、火鍋湯等。如果是算好了 211 份量比例的原始食材，

以適量清水煮過的湯，是可以接受的。很多飲食法都建議多喝水，甚至有的飲食法建議一天應喝足體重的 5%，例如 60 公斤的人應該喝到 3000 CC；更高量的建議還有男生每天喝 6000 CC、女生喝 4000 CC 的。有些健身選手，在比賽前兩三天甚至喝到每日 10000 CC。我的教練（也是選手）在比賽前連續三天喝 10000 CC 清水，皮下脂肪居然迅速流失，肌肉線條變的清晰可見，讓他連續獲得好幾個冠軍。

但我不建議你喝 10000 CC 的水，那不是平常人做的事，目前也沒有文獻證實喝這麼大量的水可以減少皮下脂肪。211 主張適度的飲水，並且在餐前飲用 500 CC 的清水，不是濃湯、奶茶、汽水或任何其他飲品，這部分的證據，將在第三章說明。

總結來說，你只要在 211 餐盤「內」擺上了天然、原形的蔬菜、蛋白質與碳水化合物這三「類」食物，做成 211 的配置，裡面自然含有脂肪、微量營養素等物質，配上「外加」250 ～ 500 CC 的水及一個奇異果大小的水果，就可以發揮極大的健康效果。

那麼，是不是非得要一成不變的 2：1：1 呢？當然不是，211 的比例隨著不同需求與情境，是可以有多樣變化的，這就是下一章要談的「進階 211」。

第二章
# 進階 211 餐盤，
# 套上任何飲食都超合用

## 「進階 211」餐盤：211-NAFPK（納夫皮卡）與 211-MDCV（麥得奇威）

從 2017 年至今，生酮飲食、防彈咖啡、低 GI 飲食、減醣飲食、低碳飲食、高蛋飲食、間歇性斷食……，好幾個「風潮」飲食（Fad Diet）在媒體上競雄爭豔，各有熱情擁護者。211 飲食法主張「全平衡」的觀念，不計算熱量，因為我們發現熱量理論無法完全解釋減重現象。但 211 飲食也不牴觸熱量論，若實際計算 211 餐盤的熱量，肯定達到「熱量赤字」的要求。

我們也不強調生酮（雖然我認為生酮反應是有效「燃燒脂肪」的指標），但對於高度糖不耐受的人，我們可以修改 211 餐盤裡面的碳水化合物含量。對於高脂肪食物有明顯血脂肪異常反應的人，我們也可以修改 211 餐盤裡面的蛋白質品項，減少脂肪的攝取。

211 飲食是靈活的 (flexible)、可調整的 (adaptable)，這就是「進

階 211 飲食餐盤」的概念，基本架構是保持多樣化蔬菜占 1/2，蛋白質務必「足量」（至少 1/4 盤，但可依據個人特殊需求調整），真正需要靈活調整的是醣類與脂肪的比例。

我把進階 211 稱為「211+」，原版的 211 就稱為 211N，調整醣類或脂肪的 211+ 餐盤又有 A、F、P、K 四種。更重要的是，211+ 可以靈活的結合市面上任何一種被倡議過的飲食法，只要依照 211 的配置，威力無窮。所以，211+ 就可以包括（但不僅有）211M（211-地中海餐盤）、211D（211-得舒飲食餐盤）、211C（211-低脂高碳餐盤）、211V（211-蔬食餐盤）。

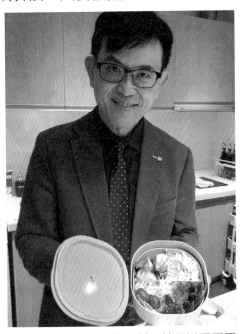

這個變化還可以無窮盡，例如 211-LGI（211-低 GI 餐盤）、211-Nordic（211-北歐飲食）……很酷吧？以下我簡要地把 211-NAFPK（納夫皮卡）以及 211-MDCV（麥得奇威）餐盤描述一下，也會把適用人士、時機做一個基本的建議：

只要遵循 211 餐盤的原則，就可以用不同食材及微調比例，變化成各種適合自己的餐盤。

## 1. 標準版 211，可稱之為 211N （N=normal）：

　　蔬菜占二分之一，蛋白質占至少四分之一，碳水化合物不超過四分之一，所以是蔬菜：蛋白質：碳水化合物 =2：1：1，圖示如下圖211N。這個標準餐盤在過去幾年已經證實有很大威力，尤其是平常飲食不正常的人，只要願意試用 211，很快就可感受到體重減輕、血糖變得比較平穩、身體比較舒服的體驗。

**211N= 標準 211 餐盤：** **適用於中等胰島素阻抗、中低度醣耐受不良以及年長的族群**

　　- 蔬菜 50%

　　- 肉、魚、蛋、豆，各有一些 >25%

　　- 高纖天然澱粉或五穀類（避免麵粉製品）< 25%

　　- 純淨水：餐前 250 ～ 500 CC，或每天 30 x 體重（公斤）x 1.1 CC

　　- 水果：漿果（莓果）少許

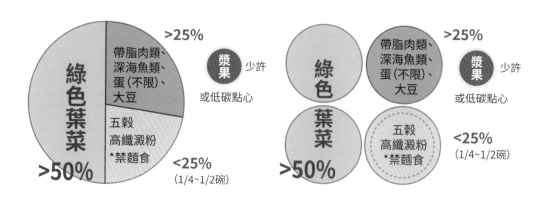

## 2. 調適版 211，代號 211A （ A= adjustable 可調整的，或 adaptable 可調至每個人最適應的）：

蔬菜占二分之一，蛋白質占三分之一，碳水化合物占六分之一，實際比例其實接近 3：2：1 或介於 2：1：1 至 3：2：1 之間。由於有些人對於醣類的「耐受力」更差一些，只要吃一些澱粉類食物，就很容易有腦霧、糖暈、腹部堆積脂肪等症狀，此時若將標準版 211N 適度減少「一些」醣類的攝取量，就可以增加減重的效果。所以 211A 不再是一個僵化的固定食材比例，而是 211 全平衡瘦身法的一個觀念、原則，只要找到適合你的比例，都可以稱作 211A。

### 211A= 調適 211 餐盤： 適用於高胰島素阻抗、中高度醣耐受不良的族群

- 蔬菜：50%
- 肉、魚、蛋、豆：> 30%
- 高纖天然澱粉（避免麵粉製品、穀類）： < 20%
- 純淨水：餐前 250 ～ 500 CC，或每日 30 x 體重（公斤）x 1.1 CC

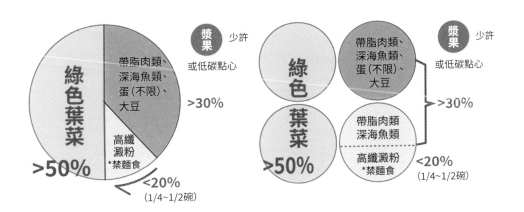

以下三種 211 變化版餐盤，基本上延續 211A 的概念，主要還是針對個人對糖的耐受度，或是同時對於醣類及脂肪都容易致肥的人士而設計。

### 3. 低碳高脂版 211，代號 211F（F=Fat）：

蔬菜與蛋白質各占餐盤一半，外加一個奇異果大小的水果，以增加飲食風味與滿足感。蛋白質選擇以中等度脂肪含量的為主，例如梅花豬、松阪豬等。這種餐盤的設計，是參考與近年來的低碳高脂生酮飲食的研究，發現短暫的高脂飲食，可以達到相當快速的減重效果，也可以活化身體的脂肪代謝。

**211F= 高脂 211 餐盤：** **適用於高胰島素阻抗合併高度醣耐受不良的族群，或是執行 211N、211A 成效不顯著或減重卡關時使用。**

**執行 211F 應注意：**第一至三周可能有暫時性的能量轉換適應期，身體從糖依賴的代謝轉為燃脂代謝，對胰島素阻抗嚴重的瘦友，可能會有各種疲憊、倦怠、頭痛等不適症狀，此為正常現象，只要每天補充大量水分，每 2000 CC 加入 1 茶匙海鹽，或喝足量自己熬製的大骨湯，就可以預防或緩解這些不適症狀。能量轉換適應後，你將會感覺更有精神能量、頭腦清楚，並且明顯降低飢餓感。

- 蔬菜：~50%（若吃不下，可酌量減少，但不可完全不吃蔬菜）
- 高蛋白肉、海鮮、蛋、豆 ：25% + 25%
- 高脂肪肉、魚類或其他高脂食物 ：25%
- 純淨水：餐前 300 ～ 500 CC 或每天 30 × 體重（公斤）×1.2~1.3 CC
- 海鹽或鹽滷：每 2000 CC 水 +1 茶匙
- 水果：漿果（莓果）少許，一天 6-10 顆

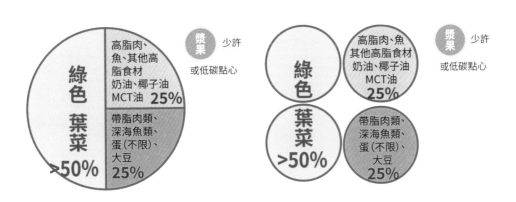

## 4. 低碳低脂高蛋白版 211，代號 211P（P=Protein）：

　　有部分人的體重確非常頑固，採用坊間各種減肥法都復胖，或者前述 211 餐盤都不奏效，或者減重卡關，那麼這個以「蛋白質槓桿論」或高「單位蛋白／熱量比」為基礎的設計，就有非常大的效果。211P 餐盤一樣蔬菜與蛋白質各半，但是蛋白質選擇含脂肪較低的海鮮、低脂魚類、豆類、雞胸、里肌肉等，這樣就構成了低碳低脂高蛋白版的 211 餐盤。這種餐盤，飽足感特高，不需要很大的份量，就會達到飽足感。蔬菜仍是重要成分，除了提供更佳的飽足感與多重健康效益，更能避免便秘等惱人的不適應。

　　**211P= 高蛋白 211 餐盤** ： **適用於對高能量食物，亦即對脂肪及碳水化合物都非常容易發胖的人士，或者是採用 211F 餐盤後血脂肪開始急速攀升的人士。**

　　**注意：**這一版本的 211 餐盤基本上不建議一開始就採用，建議先執行 211A 或 211F。211P 仍然要注意補充大量水分，每 2000 CC 加入 1 茶匙海鹽，或喝足量大骨湯，以預防或緩解任何能量轉換適應的不適應症狀。大部分人應該會感覺更有精神能量、頭腦清楚，並且有極佳的飽足感，因此可以適度減少攝取的食物總量，重建食量與體重的自然調節關係。

- 蔬菜：50%
- 高蛋白肉、魚、海鮮、蛋、豆：50%
- 純淨水：餐前 500 CC，或 30× 體重（公斤）×1.2 ～ 1.3 CC
- 海鹽或鹽滷：每 2000 CC 水 +1 茶匙
- 水果：漿果（莓果）少許，一天 6-10 顆

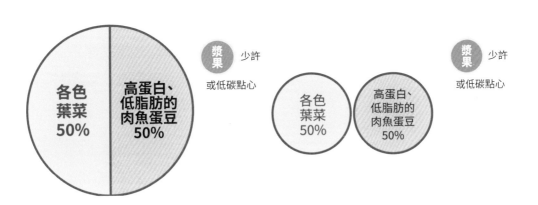

## 5. 生酮版 211，代號 211K （K=Keto）：

　　211K 已經非常接近近年來非常熱門的生酮飲食，油脂含量可達到
74%，可以有效促進身體產生「營養性生酮」效應，對於糖分極度不耐
受，已經使用胰島素但血糖控制不良的糖尿病且合併中重度肥胖症的人，
若 211N、211A、211P、211F 都無法有效控制血糖及體重，可以嘗試
211K。211K 可以在 211P 的基礎上，選擇高脂肪的肉類，例如五花肉，
那就會成為微生酮版的 211。或者你也可以採用下圖的配置，那就可達
到 70-75% 的高油脂。但由於我在臨床上看到生酮飲食的副作用，例如
酮疹、痤瘡，甚至糖尿病人的酮酸毒血症，所以 211 飲食法並不特別主
張生酮飲食。211F 及 211P 餐盤，已經可以誘導身體充分燃燒脂肪，尿
液檢驗也可以看到酮體，已足夠達到非常有效的生酮減脂作用。

**211K= 生酮 211 餐盤 ：** **適用於糖分極度不耐受、已經使用胰島素但
血糖控制不良的糖尿病且合併中重度肥胖症的人，或者想要體驗營養性生
酮反應的瘦友。**

　　**注意：**211K 可能有明顯的能量轉換適應期，身體從糖依賴的代謝轉
為燃脂代謝，很可能會發生疲憊、倦怠、頭痛等不適症狀，此為正常現象，
只要充大量水分，每 2000 CC 加入 1 茶匙海鹽，或喝足量大骨湯，即可預
防或緩解。但是**如果你已知有糖尿病，請勿逕行採用，請使用 211A。**

- 蔬菜：~30%

- 高蛋白肉、海鮮、蛋、豆：35%

- 高脂肪肉、魚類或其他高脂食物：35%

- 純淨水：餐前 500 CC，並保障每天至少 30× 體重（公斤）×1.3 CC

- 海鹽或鹽滷：每 2000 CC 水 +1 茶匙

- 水果：可容許漿果（莓果）少許，一天 6-10 顆

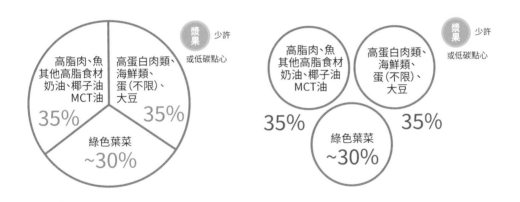

表 1 各種 211 餐盤的巨量營養素熱量配比

| 餐盤 | 碳水化合物 | 蛋白質 | 脂肪 |
|---|---|---|---|
| 211N | 43% | 22% | 35% |
| 211A | 30% | 23% | 47% |
| 211F | 9% | 23% | 68% |
| 211P | 13% | 31% | 56% |
| 211K | 3% | 23% | 74% |

註：熱量計算由 Cofit 線上營養師團隊依據國人常見食物估算

## 「進階 211」超強變奏曲：
## 重磅推薦 MDCV/（麥德奇威）餐盤！

前一段的 211-NAFPK，可以諧音為 211 納夫皮卡餐盤，大概念是以每個人對醣類食物的耐受力為依歸，可說是控醣 211，是一種相對低醣飲食。我們從 Part 1 的理論鋪陳，大概已經知道，精製糖或醣類、超加工食品，是我們致胖環境的主要罪魁禍首，因此我們才會在臉書成立「糖毒勒戒所」。但在 Part 1 我們也說過，並不是每個肥胖的人都有胰島素阻抗，也並非每個胰島素阻抗的人都以肥胖為主要表現。事實上，有很多人可以耐受比較多的糖，甚至必須要保持一些醣類更為安全（例如糖尿病患者）。所以對於糖，我們的態度應該是：控糖但不恐糖；敬糖但非禁糖；拒糖而非懼糖。

過去至少一百年來，坊間、學界都出現過很多減重飲食，大部分初期成功，最後卻失敗的最大原因，是因為以熱量論為主調，算熱量算到心酸，節食到無法對付「代謝適應」減少代謝率的速度，只好投降。可是，你如果願意把 211 的法則，融合對 Part 1 的減肥理論的理解，套入這些知名（但最後失敗）的飲食法，則每一個飲食法都會復活。以下我們就來做一些試驗，把地中海飲食（M）、得舒飲食（D）、低脂高碳飲食（C）、蔬食（V）也都加上 211 的健康引擎，MDCV，咱們就稱它作「211 麥得奇威」吧：

## 1. 地中海 211，代號 211M （M=Mediterranean）：

地中海飲食「號稱」是一種基於地中海沿岸國家的傳統烹飪方式的飲食模式（其實它也只是由某個營養學者創造的「風潮」飲食）。它強調水果、蔬菜、全穀類、豆類（指的是鷹嘴豆、扁豆、紅腰豆）、魚類

和橄欖油，並適量食用乳製品、家禽和紅酒。紅肉、精緻穀物和添加糖的攝取量應限制。地中海飲食廣受研究支持，健康履歷耀眼奪目，包括降低心臟疾病、糖尿病、癌症和認知退化的風險、降低膽固醇、血壓等。這麼多好處，為什麼還會失敗？為什麼在我國似乎無法風行？

除了被熱量論的人搞到吃不飽（最後只好暴食）之外，我個人認為還有幾個理由：(1) 食材取得不易，例如鷹嘴豆、扁豆、紅腰豆、橄欖，還有起司、地中海地區的魚類等。(2) 有些口味不適合華人，例如某些地中海香料。(3) 義大利麵：這是（我自己）最大的誤解。我以為義大利麵也是地中海飲食，所以一大盤一大盤的吃，越吃越肥；或有人把地中海飲食又按著飲食金字塔吃，主食（義麵）吃最多，也是踩雷了。(4) 義大利餐廳不見得供應健康的地中海食物，有些很匪類。某些高檔義式餐廳的食譜很驚人，包括前菜（antipasto）、首主菜（primo）、次主菜（secondo）、附菜 (Contorno)、甜點 (Dolce)、咖啡 (Caffè)、餐後酒 / 消咖啡 (Digestivo / Ammazzacaffè/Coffe Killer，一種含茴香等的香料酒 )。這些只能等大老闆請客的時候吃，自己千萬別亂來。

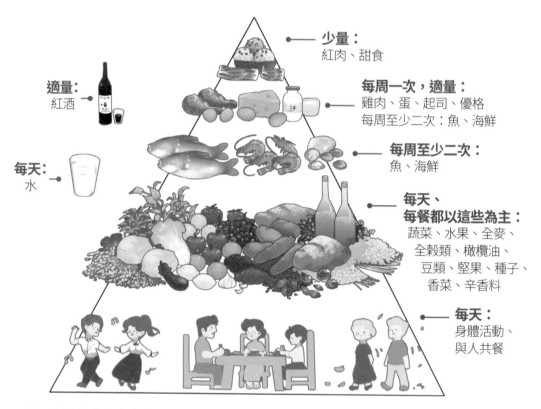

圖 8 地中海飲食金字塔，立意良好，但缺少 211 比例的瘦身密碼，效果就會打折。對糖類不耐受的人（例如糖尿病或糖尿病前期），誤以為義麵、全麥、全穀類可大量進食，那就大錯特錯了。地中海特殊豆類，台灣取得不易。

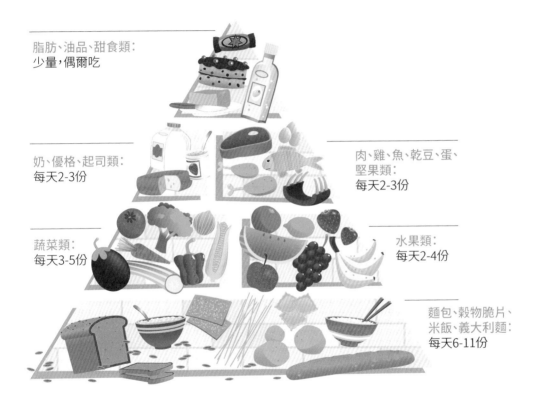

脂肪、油品、甜食類：
少量，偶爾吃

奶、優格、起司類：
每天2-3份

肉、雞、魚、乾豆、蛋、
堅果類：
每天2-3份

蔬菜類：
每天3-5份

水果類：
每天2-4份

麵包、穀物脆片、
米飯、義大利麵：
每天6-11份

圖 9 美國 1980 年代的飲食金字塔，以美國第一強國的地位，全球跟著風行。雖然各國都依
　　 據本國食材做了修改，但大致類似。有些學者把全球性肥胖大流行，歸咎於美國這個
　　 由國會通過的飲食金字塔，後來美國的飲食金字塔也迭經修改，但仍可見一個特色：
　　 精製加工食品永遠都還在選項內，這是為什麼呢？

**211M＝211 地中海餐盤：** 適用於醣類耐受力較佳（可量測餐後血糖，或吃完高醣食物是否有糖醉現象來判斷）、吃了紅肉膽固醇會升高、擔心自己的膽固醇數字，或者曾經發生過心肌梗塞、阻塞型腦中風者，或所有對地中海飲食法有興趣，但卻不知道如何抓比例的人。只要把 211 的飲食比例，套上地中海飲食的食材，做一些在地化的改進，就是絕佳的 211M。

- 選擇各種顏色蔬菜，至少要有一種深綠、深紅或深黃的深色蔬菜 50%
- 魚、蛋、豆類（在台灣就選黃豆、蠶豆、皇帝豆，與地中海的鷹嘴豆、扁豆差不多），平均取得 >25% ，盡量避免紅肉，可攝取魚、蝦、花枝、牡蠣、蛤蜊等
- 高纖天然澱粉或五穀，如糙米飯、燕麥飯、玉米、紅豆、綠豆、蕎麥麵，也可以多選用地瓜、玉米、南瓜、蓮藕、山藥等來替代，偶爾來點義大利麵，但儘量避免麵粉製品 < 25%
- 紅酒：平時一天 150 CC 為度，歡聚時例外，但事前、事後需做調整（這是 211M 最大特色了吧！）
- 純淨水：餐前 250 ～ 500 CC，或每天 30 x 體重（公斤）x 1.1 CC
- 各式水果：少許（不再限制漿果）
- 選用優質好油，如：橄欖油、酪梨、無調味堅果等

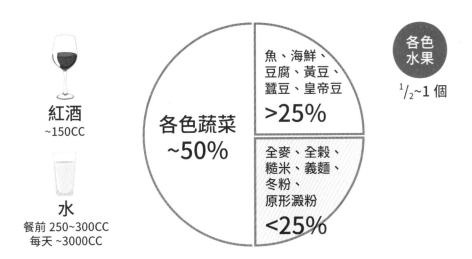

圖10 驚艷 211M 飲食配置。把 211 的原則套上類似地中海食材，就是完美的 211M。門診中常有瘦友問：我每天要喝酒怎麼辦？那就 211M 吧！

**2211BM= 211 貝比地中海餐盤（備孕 211）：** 備孕期應注意全方位的營養，例如植物中的膳食纖維、維生素、礦物質及植化素，多攝取蔬菜可建立良好腸道菌相，有助抗發炎、降低胰島素阻抗和養卵 / 養精。優質蛋白質可避免攝取過多的飽和脂肪酸，對於抗發炎、增加生殖力、改善排卵和精子品質都有好處。

- 攝取大量各種顏色的蔬菜，至少要有一種深綠、深紅或深黃的深色蔬菜
- 多選擇白肉（如海鮮、雞、鴨等家禽類）以及低加工的豆製品（黃豆、黑豆、毛豆與豆腐等）
- 用低 GI、非精製的全穀雜糧類，如糙米飯、燕麥飯、玉米、紅豆、綠豆、蕎麥麵，也可以選用地瓜、玉米、南瓜、蓮藕、山藥等來替代。
- 純淨水：餐前 250 ～ 500 CC，或每天 30 x 體重（公斤）x 1.1 CC
- 各式水果：少許

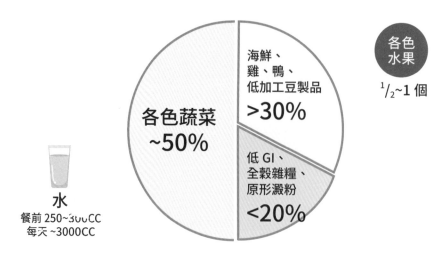

圖11 備孕時期的211餐盤（211BM）

## 2. 得舒 211，代號 211D （D=DASH, Dietary Approaches to Stop Hypertension）：

得舒飲食法，或稱為「防止高血壓的飲食方法」，由美國國家衛生研究院在 1990 年左右提出，目的在降低血壓，強調水果、蔬菜、全穀類和瘦肉，並限制高飽和脂肪、膽固醇和鈉食物，鼓勵攝取纖維、鉀、鈣和鎂等與血壓控制相關的營養素。DASH 飲食法不鼓勵含糖飲料和紅肉。DASH 算是一種平衡的飲食，具有降低血壓、減肥和支持整體健康的效果，建議搭配規律的身體活動。

不知道讀者看到這段敘述有何感想？我當初讀完介紹，只覺得好像沒聽到任何記得住的資訊。我猜想，這也是得舒飲食一直沒有受到推廣的最大原因。但其實，DASH 飲食的臨床研究品質還不錯，受試者不管是服藥中的高血壓患者或未服藥的對照組，在八周內的收縮壓可降低 10 毫米汞柱、舒張壓可降低 5 毫米汞柱，等於吃了一顆高些藥物的效果。但在我的角度來看，其實就是胰島素阻抗的降低，鹽分、水分自動排出，血壓自然降低。DASH 的誤區，仍然在於份量比例的問題，如果 DASH 仍依循飲食金字塔的比例，大量攝取主食，對於一些醣類耐受不良的人而言，仍然會失敗。但是，如果套上 211 的原則，就變成降血壓的超級利器！

**211D=211 得舒飲食餐盤 ：適用於高血壓患者，以及如同地中海飲食的適用範圍，即醣類耐受力較佳、吃了紅肉膽固醇會升高、擔心自己的膽固醇數字，或者曾經發生過心肌梗塞、阻塞型腦中風者。**得舒飲食的強調高鉀、鎂、鈣的食材，主要是蔬菜（但其實蔬菜大多具此特性）、優質肉品、乳製品。得舒飲食比較強調低脂肪，主要原因是高脂肪肉類對於某些人特別引起膽固醇升高。所以，只要把 211 的飲食比例，套上

得舒飲食的食材，就是簡單有效的 211D。

- 高鉀、鎂、鈣蔬菜 50%：菠菜、甜菜葉、羽衣甘藍、秋葵、白菜、大白菜、竹筍、花椰菜、莧菜、芥蘭、空心菜、茄子、白蘿蔔、羽衣甘藍等
- 魚、蛋、豆類，平均取得 >25%，膽固醇容易升高的人少一些紅肉
- 含高鉀、鎂、鈣的高纖天然澱粉或五穀類，避免麵粉製品 < 25%：蓮藕、南瓜、毛豆、地瓜、芋頭都是好選擇
- 純淨水：餐前 250 ～ 500 CC，或每天 30 x 體重（公斤）x 1.1 CC
- 各式水果少許

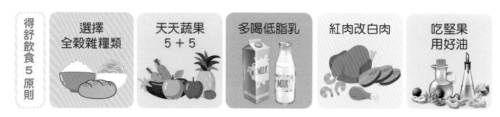

圖12 得舒飲食 5 原則。看似簡單的原則，卻缺少明確份量、比例建議，徒然流於形式，至今乏人問津，原因很簡單：說了等於沒說。( 圖片來源：台灣癌症基金會 )

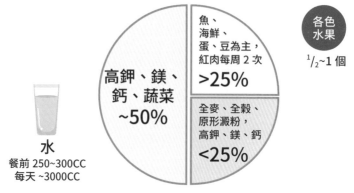

圖13 得舒 211 飲食（211D）。模糊不清的 DASH 飲食，搭配了 211 的引擎，就成為降血壓的絕佳飲食。

## 3. 高碳低脂 211，代號 211C（C=Carbohydrate）：

不得不承認，很多瘦友聽到肥肉、脂肪就害怕。基於對肥胖醫學更多理解，發現只要善用理論，例如蛋白質槓桿論，那麼高碳低脂飲食其實也很容易執行，只要以 211 原則配搭，一樣可以奏效。

- 各色蔬菜 ～ 50%
- 瘦肉、雞胸肉、魚、豆腐，平均取得 >25%
- 高纖天然澱粉或五穀類，避免麵粉製品 < 25%
- 純淨水：餐前 250 ～ 500 CC，或每天 30 x 體重（公斤）x 1.1 CC
- 各式水果少許

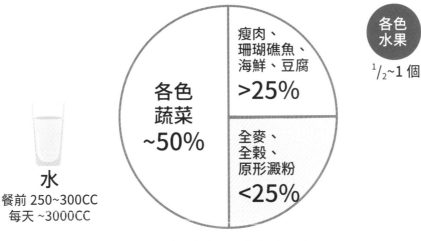

圖14 高碳低脂 211 飲食（211C）

## 4. 蔬食 211，代號 211V （V=Vegetarian）：

有一位很知名的蔬食全食物（plant-based whole food，有時簡稱為 PBWF）學者大衛凱茲（David Katz），言詞風格非常犀利，對於「肉食」陣營攻擊火力很強，但是我有次聽他演講，他說了一段很具反省意義的話：「我們這些人都參加肥胖醫學大會，在會中對於蔬食、肉食爭吵激烈，但是午餐的時候，我們彼此餐盤上，除了蛋白質來源不同，其他的食物幾乎都一樣，我們都是主張健康飲食、真食物的擁護者，我們到底吵什麼呢？」。我覺得他說的對極了！蔬食、肉食的健康餐盤其實只有蛋白質來源不一樣。那麼，211 餐盤的蔬食版有何困難呢？以下就是 211V。

- 各色蔬菜 ～ 50%
- 豆腐、雞蛋，或各種豆類製品如豆皮、豆乾等，平均取得，但避免加工過度的豆類製品 >25%
- 高蛋白天然澱粉、穀類或豆類，例如紅藜、奇亞籽、蕎麥、燕麥、黑豆、大豆等，避免麵粉製品 < 25%
- 純淨水：餐前 250 ～ 500 CC，或每天 30 x 體重（公斤）x 1.1 CC
- 各式水果少許

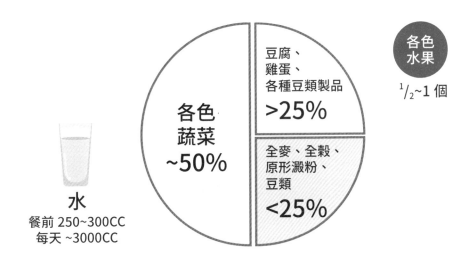

圖15 蔬菜 211 飲食（211V）

第三章
# 飲食順序居然很「科學」：水肉菜飯果的祕密

生命是有一個井然有序的有機體，完全不符合物理學宇宙趨向最低能量最大亂度的定律。211 全平衡瘦身法是講求有符合身體需求的有序生活規律，連吃食物的順序都與生理學的健康運作有關。「水肉菜飯果」就是個生命秩序的密碼。

## 為何先喝水？咖啡可以嗎？奶茶可以嗎？湯可以嗎？

沒有人會質疑水是維持生命的必要元素，但餐前喝水真的可以加強減肥效果？2010 年美國維吉尼亞科技大學一項以中年或年長者的減重研究發現[4]，餐前飲用 500 CC 的水，一年可以增加 44% 的減重效果（圖 16）。這研

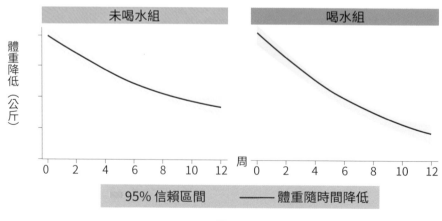

圖16

究還發現，500 CC 的水才有效，100 CC 的水或 500 CC 的生理食鹽水卻沒有這個效果。

至於飲水促進減重效果的機轉，對於支持減少熱量理論的人而言，以下幾項研究很合用：(1) 一項 2016 年的研究發現，餐前飲水比不飲水可減少 22% 的攝食量[5]。(2) 一項 2011 年針對肥胖兒童的研究發現，餐前飲水可以增加 25% 的基礎代謝率，一年可以增加平均 1.2 公斤的減重效果[6]。(3) 2015 年的研究發現，以水代替飲料可以減少熱量攝取[7]。(4) 2018 年研究發現，足量飲水可增加肌肉量，預防肌少症[8]。簡單地說，就是餐前飲水可以抑制食慾、增加基礎代謝率、減少含糖飲量的熱量攝取，並增加肌肉量，完全符合熱量論的說法。

我的臨床觀察則發現，在 211F、211P 的低碳飲食情況下，因為胰島素分泌量降低，很容易產生生酮反應，也有利尿及排除鹽分的作用，而餐前飲水，則更增加酮體的排出，進而增加減少體內可用的酮體，使得身體必須分解更多的脂肪。我這個觀察不僅符合熱量論的觀點，也符合「荷爾蒙論」的觀點。一項 2016 年的文獻回顧也認同這一點，發現飲水可以增加「燃脂」的效應[9]。

基於以上理由，211 飲食法主張餐前飲水 500 CC。這是依據研究結果的建議量，如果喝不下那麼多，我發現只喝 250 CC ～ 350 CC 也都有效。生理食鹽水已經證實無此效果，因此我認為喝湯應該也沒有效果，我的臨床經驗發現，喝湯很容易踩雷破功，因為「湯」包含的範圍實在太廣，即使「清湯」都未必安全，例如餃子清湯、牛肉清湯，都很容易致肥。那麼，黑咖啡、無糖綠茶或紅茶、無糖氣泡水可以嗎？依據幾年來與讀者、「瘦友」交流的經驗，我發現只要不含「熱量」的液體，基

本上都可以，但哪些飲料含有熱量呢？為了避免踩雷，我仍然強力推薦
推薦大自然給我們最好的飲料——水！

## 為何先吃肉？先吃菜不行嗎？

　　早在 2016 年，就有日本的研究團隊發現，先吃肉、魚等蛋白質食物，
再吃米飯等碳水化合物，血糖（圖 17 a、c）及胰島素（圖 17 b、d）的上升
較緩慢，峰值與總量也較低 [10][11]。胰島素是一個製造脂肪的荷爾蒙，這表示
先吃飯後吃肉，比較容易造成血糖及胰島素升高，比較容易促進脂肪製造。

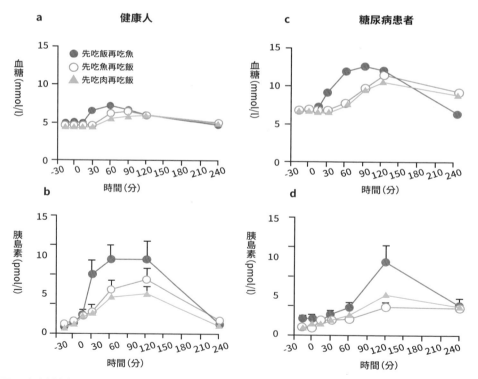

圖17 無論健康人或糖尿病患者，先吃肉、魚再吃飯（綠、藍色圓點、三角形曲線）的血糖、
　　　胰島素升高幅度都明顯比先吃飯再吃肉、魚（紅色圓點曲線）者為低，有助於血糖及
　　　體重控制。

　　不但如此，先吃肉、魚再吃飯，可以促進較多的腸泌素（GLP-1 及 GIP）分泌，而腸泌素是可以增進飽足感，抑制過度進食的。現在市面上很流行的減肥藥物善纖達（Saxenda；學名 liraglutide），就是一種經過化學修飾的 GLP-1，有強力增加飽足感、抑制食慾效果。目前還有一種學名為 Tirzepatide 的新藥，把 GLP-1 及 GIP 做成複方，據初步臨床試驗數據顯示，減肥效果幾乎與減肥手術相當。過去多年來學者發現減肥手術效果很好的原因，不是手術把胃縮小或胃腸繞道把吸收力

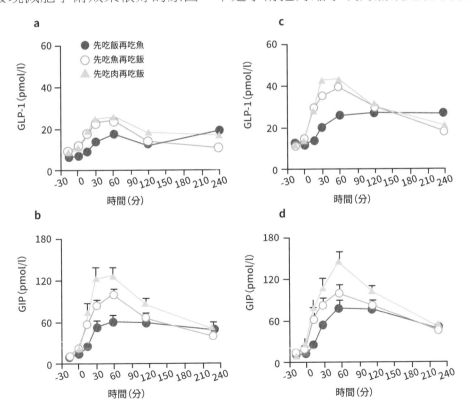

圖18 無論健康人或糖尿病患者，先吃肉、魚再吃飯（綠、藍色圓點、三角形曲線）的 GLP-1、GIP 升高幅度都明顯比先吃飯再吃肉、魚（紅色圓點曲線）者為高，有助於調節胰島素及升糖素分泌、增加飽足感，控制血糖及體重。

最強的十二指腸繞過所產生的食量限制效應，而是不同術式造成 GLP-1 及 GIP 腸道荷爾蒙（還有更多其他神經、荷爾蒙）分泌所致。善纖達、Tirzepatide 等腸泌素製劑的開發，算是成全了這些學者當年追求「內科式減重手術」（medical bariatric surgery）的初步成績，據說更多腸泌素的組合藥品正在排隊臨床試驗中。211 強調先吃肉、魚等蛋白質，可以達到促進 GLP-1、GIP 分泌的效果，或許堪稱為 **「飲食式減重手術」**（dietary bariatric surgery）吧！

那麼，可以先吃菜嗎？的確有不少研究主張先吃蔬菜，可以減緩餐後血糖與胰島素的升高[12]，即使將蔬菜與富含脂肪的肉類合併食用（就是「菜肉一起吃」），也有很好的降低餐後血糖及減重的效果[13]。211 主張的「水、肉／菜、飯、果」，本來就沒有限制肉／菜一起吃。先吃肉、魚等蛋白質是依據研究證據指出對血糖及升糖素分泌的效應；將蔬菜與魚肉混合吃，依最近研究看來，也有同樣的控糖減重效果。

我個人不贊成先吃「完」蔬菜，再吃肉魚蛋豆，是因為人類（及大部分動物）對蛋白質有絕對的需求，這部分是由下視丘的飽食中樞所調節的，我們的肉眼或嘴巴並不知道，因此食物若達不到這個蛋白質的需求，下視丘就可能發出一個行動訊號，讓我們再去尋求更多食物，以滿足蛋白質攝取量的需求。蔬菜體積很大，很快就吃「撐」了，但是卻缺乏飽足感，一旦「撐」的感覺過去，飢餓感很快就浮上來，驅使我們再度覓食。211 一直主張「吃飽不吃撐」，並主張「水肉菜飯果」的順序，目的就是讓我們先達到飽足感，接著再吃足夠蔬菜，就是非常豐滿的一餐了。

## 為何後吃飯？吃麵包可以嗎？
## 一定要吃糙米、五穀米等粗澱粉嗎？

主張「水、肉／菜、飯、果」飲食順序的理由與科學依據，在上一段已經講清楚了。那麼，不吃飯，吃麵包可以嗎？其實 211 飲食法沒有嚴格到一片麵包都不能吃，但有太多研究證據顯示，麵包、米粉等精製澱粉磨粉後製成的食品，升糖指數極高。升糖指數叫做 GI（glycemic index），就是該食物與 100 公克的葡萄糖相比，食用後兩小時造成血糖升高的比例，例如把葡萄糖的升糖指數當作 100，白吐司的升糖指數即高達 91、白米為 84。升糖指數 70 以上的就算是高升糖指數食物。糙米的升糖指數則只有 56。相對而言，蛋白質類食物的升糖指數幾乎都低於 50，是典型優質的低 GI 食物，蔬菜的 GI 也是極低。這就是為什麼 211 主張優先保障蛋白質及蔬菜。就「視覺上」來看 211 餐盤，你甚至可以把蔬菜視為「主食」。

上一版的 211 全平衡瘦身法建議你：「想要減重請先把家裡的麵包都丟掉」。現在我仍然會這樣主張；但是，如果你「211 了」（把 211 當作動詞吧）一段時間，體重得到了控制，血糖、血脂、高血壓等代謝問題得到改善，那麼偶爾食用麵包，並無大礙。可惜麵包等食物，有一個非常可怕的效應，那就是其製作過程中添加了糖、油、鹽，尤其是現在大多廠家都會以高果糖糖漿作為甜味劑，果糖的高甜度，加上奶油的特殊香味，與經過食品科學研究後的鹽分濃度，這些組合，透過味蕾的神經刺激，將造成大腦享樂中樞的強烈反應，導致食物上癮的效果，讓你一吃就停不下來。關於升糖效應還有一個觀念很重要，叫做升糖負荷（glycemic load；GL）。麵包、甜品少量食用，雖然瞬間升糖效應高，但總 GL 不高，身體還是可以承受的；關鍵還是在於其高度成癮性讓你「破功」的威力，一陣狂吃下來，不只血糖飆升，還會居高不下達四到六小時，甚至更久。而糙米、五穀米等粗糧所含的纖維，卻有高度的飽足感及自然的抑制食慾效果，同樣是澱粉，卻不至於搞到超負荷。所以，我仍然主張，盡最大可能戒除吃麵、飯等精製澱粉的癮頭，絕對終生受益。

## 為何最後吃水果？

在前面談 211 餐盤的食物類別時已經說過，水果是經濟作物，本來就不是「必要」的飲食。現代農業改良，水果更是變成高糖度的天然糖果。糖度不等甜度，依據農糧署的標準，糖度指的是葡糖糖含量，甜度卻與果糖含量比較有關。有些水果雖然不甜（例如芭樂），但糖度卻不低。而且由於不甜，很容易讓人誤以為多吃無妨，結果卻是踩了大雷，很多糖尿病人，常常就栽在這些不甜的水果上，血糖大失控。瘦友們很多也有糖耐受不良的情形，千萬要注意。

水果這種「天然糖果」的另外一個問題，出在水果中豐富的果糖。果糖只有肝臟可以代謝，代謝的產物主要是脂肪。水果如果榨成果汁，會曬成果乾，那就是更加濃縮的果糖。諸多研究已經證實，過量的果糖，會造成脂肪肝。現在青少年甚至兒童罹患脂肪肝的比例越來越高，很多研究就把罪魁禍首指向果糖。有一個非常知名的研究發現，戒絕果糖的攝取，只要九天的時間，就可明顯改善兒童的脂肪肝 [3]！（請參見 Part 2 第一章 【BOX 也許老天要你胖：果糖與尿酸的祕密】）

當然，吃一個奇異果大小的水果，不等於吃下這麼大量的果糖。但

是，我發現如果不限制水果攝取，很多人可能一口氣就吃下一大盤。坊間有所謂水果減肥法，且不論單一食物的營養失衡問題，光是大量水果所攝入的果糖，就可以讓你的身體健康發生問題。但因為甜味的確是一種快樂的感覺，長久沒有吃到甜味，難免會思念、情緒低落，讓減重變成痛苦的經驗。所以，211 飲食法根據生理學與神經科學的科學原理，提出「水肉菜飯果」飲食順序來操控你的生理與情緒反應，把美味但是非營養必需的水果，放在一餐的最後，讓您不致過食，卻又享有甜蜜完美的收尾，算是兼顧了健康與人性的目的。

## 甜點何時吃？冰淇淋何時吃？酒何時喝？
## 烈酒、紅酒、啤酒哪種好？

嚴格的答案是：任何時候都不要吃。但這樣實在太殘忍了，所以，如果真要吃甜點、冰淇淋，那就放在水果後面，淺嚐即止。這裡沒有什麼偉大的科學研究，只是在一個在閱讀了大量關於甜食與飲酒對健康危害文獻與了解甜味對人的快樂情緒效應後的一種人性化建議。

至於飲酒，就值得好好說明了。因為來減重門診的瘦友，很多「每天都要喝酒」的，有些人每天要喝到一瓶紅酒、好幾瓶啤酒、好幾杯烈酒的。面對這些瘦友，我都很無言。

酒精對減肥計劃的破壞，有兩個面向：(1) 酒精（主成分為乙醇）對身體是一種急性的毒性物質，身體一定會優先進行解毒反應，將乙醇代謝成醋酸，一旦變成醋酸，就會進入粒線體變成乙醯輔酶 A（acetyl-CoA），驅動人體最重要的能量代謝機器，也就是三羧酸循環反應。大量飲酒等於占據了三羧酸循環的容額，就沒有餘力來代謝脂肪了。(2) 長

期飲酒不但占據三羧酸循環，過多的乙醯輔酶 A 也只好轉往脂肪合成的路徑，稱為脂質新生（de novo lipogenesis；DNL）；過多的肝臟內 DNL，脂肪小滴就會堆積在肝臟內，形成脂肪肝。所以，酒精一方面抑制了脂肪的代謝額度，一方面又促進脂肪合成，可說是減重的雙倍障礙，瘦友們請三思而後飲之。

最後談談烈酒、紅酒、啤酒的比較，也有兩個面向：(1) 每飲用單位熱量；(2) 每飲用單位對血糖的影響。211 不喜歡談熱量，但就酒精而言，因為它幾乎必須立刻被代謝掉，用熱量來說明就非常合適，表 2 是酒類熱量比較：

表 2 烈酒、紅酒與啤酒的熱量比較

| 酒類 | 每飲用單位熱量（容積） | 碳水化合物含量 | 與麵包相似度 |
| --- | --- | --- | --- |
| 烈酒（伏特加、威士忌、龍舌蘭等） | 96 大卡（約 44 CC） | 幾乎沒有 | 完全不同 |
| 紅酒 | 120-130 大卡（約 148 CC） | 3-4 公克 | 完全不同 |
| 啤酒 | 100-200 大卡（約 355 CC） | 10-20 公克 | 頗為相似（麥子原料、酵母發酵） |

所以，就單位熱量而言，啤酒熱量最高，而且喝啤酒常常都是牛飲，很容易過量。另就「經驗」而言，啤酒常被稱為液態麵包，雖無明確科學根據，但是其成分的確與麵包相似，加上酒精的「必須被解毒」特性，啤酒對減肥的阻礙相對比較大，最終當然與攝取的總量有關。而就碳水化合物含量對血糖的影響而言，烈酒幾乎不含碳水化合物，所以飲用當下對血糖的影響不大；啤酒就不同了，液態的碳水化合物，升糖的速度相當驚人。聰明的你，該如何抉擇呢？

第四章
# 怎麼吃都能創造熱量赤字的 211 法則

## 吃飽了都不超過熱量限度的 211 餐盤

若肥胖的原因是因為吃太多「熱量」而不是「份量」，那麼 211 餐盤永遠讓你不會吃進過多熱量，永遠可以創造熱量赤字！

這個宣稱是不是太誇大？首先，我們必須問：「熱量赤字」——英文叫做 calorie deficit ——到底是什麼意思？會計帳上的赤字指的是收入小於支出，減肥「帳」上的赤字則是指從食物中攝入的熱量小於身體消耗的熱量。赤字 100 大卡與赤字 500 大卡，都是赤字，哪個有效？可以維持多久？如果卡關了，是不是要更增加赤字？例如赤字 800 大卡、1000 大卡？減重達標了，是要開始恢復熱量攝取水平，還是維持赤字水平？如果所有食物都可以化約為熱量，那麼熱量赤字要捨棄蛋白質、脂肪還是碳水化合物？任何堅持三種巨量營養素必須「均衡」的飲食主張，是否就等於違背了「一卡路里就是一卡路里」的熱量邏輯？其實「主流」肥胖醫學界現在也知道「一卡路里就是一卡路里」的說法不正確，台灣肥胖醫學會最新（2023 年 6 月）出版的第二版教科書（肥胖症：原因、病理生理及治療）也已經修正了這個觀念，把荷爾蒙、基因、腸道菌、情緒等環境因素考慮進去，我非常高興看到這個變化。

　　我個人認為熱量論是一個方便的食物「攝取量」的估量法，沒有什麼不好，只是不合邏輯。但是我自己執行 211 餐盤，卻發現非常有趣的「減肥帳務」：211 餐盤吃到飽，總熱量都不容易超過每日總消耗（TDEE）。

　　就拿以下這個我早年（2016）不甚標準的餐盤來計算吧，全部熱量估算起來居然只有 650 大卡。由於生菜沙拉的纖維量大，水分多，物理體積也很大，因此「機械性」的飽足感很夠，總熱量卻很低。如此再加上照片中的蛋白質類（雞蛋）及天然油脂（堅果）、全脂牛奶、藍莓等多樣化食物，增加了很多風味與滿足感。各位看到當年我的碳水化合物居然是一塊自製麵包！是的，那時候我還自製「雜糧」麵包，現在我雖不再主張，但這個圖示主要想表示，即使部分「違規」，211 餐盤仍然不會過量。一餐 650 大卡，就算三餐都吃這麼多，也才 1950 大卡，對於身高 177 公分、當年 74 公斤的我，仍然是「熱量赤字」，仍小於每日總熱量消耗 TDEE （大約 2220 大卡）。但是，我並不需要保持 500 大卡的熱量赤字，體重仍然每天減少一點點，一直要到周末回我母親家裡，大吃大喝一兩頓，體重才又維持在 74 公斤。而這幾年我比較少回母親家，體重也逐漸到了新的「設定點」：71-73 公斤。211 餐盤讓我從 2014 年到現在，不但沒有復胖，反而更精實。

　　請問您看到了 211 餐盤減肥帳本的祕訣嗎？那就是占了一半以上份量、由健康的方法準備、多種類的蔬菜，讓您盡情享受食物，卻永遠可以創造熱量赤字！

## 行遍天下皆可用的 211

　　從上面的範例照片，可以看到下面四個重要關鍵。掌握這四個關鍵，就能行遍天下皆適用：

1. **比例是重點，不需要格子**：211 飲食法談的是食物的比例，不需要非得放在一個盤子或格子裡面。有些朋友建議我製作有 211 格子的餐盤來販售，我遲遲沒有同意。事實上，這幾年坊間的確有人販賣 211 餐盤，甚至 422 餐盤，頗有商機。我當然不反對你購買或使用，這樣的餐盤的確頗為方便俐落。但我認為，你只要心中存有 211 的觀念，掌握好 211 食物配比與選擇的原則，並不一定需要 211 格式的餐盤。這就是「心中有餐盤，天下無難食」。

2. **沒人帶秤出門，目測就好**：211 飲食法不一定要非常精準的 2：1：1，照片中的食物秤是當時特別為了算熱量才放在旁邊的，實際生活中，沒有人會帶著秤出門，即使秤了重量，熱量也很難計算精準。熱量計算真的不是重點，只要用眼睛觀測，掌握大約的比例，就可以達到健康減重的目的。

3. **比例恰當的原食物概念**：211 飲食法主張「儘量」選擇原形食物，避免加工食品，即使偶爾使用加工食品，也不是什麼滔天大罪。美國國家衛生研究院的知名肥胖醫學研究者凱文霍爾（Kevin Hall），在多年對於「高脂 VS 低脂」、「葷食 VS 素食」、「熱量赤字 VS 胰島素阻抗」等飲食爭議研究後，發現導致現代人肥胖

的罪魁禍首是「超加工食品」（ultra-processed food），也就是說，只要是採用「比例恰當的」原形食物（蛋白質大約占熱量20%，脂肪與碳水化合物可以隨意調整），即使任意吃到飽（ad libitum），仍然可以達到體重減輕的效果。

4. 百變 211+：如前所述，「211+」餐盤可依個人對醣類（或脂肪）的耐受度，調整醣類（或脂肪）的比例，甚至可以依據你對食材的偏愛（例如你愛吃魚，那就多吃魚）或適應性（例如你對海鮮過敏、不吃牛肉，那就不吃海鮮或牛肉）。我個人的經驗發現，我吃醣類食物的時候很難停下來，一定會吃個不停，而且非常容易、快速發胖。其實很多人跟我有類似經驗，但從凱文霍爾的研究來看（類似研究還有相當多），的確不一定非得低醣飲食才有效，低脂飲食也可達到很好的效果，關鍵在於「原形食物」、「正確比例」。

以提倡低 GI 飲食知名的哈佛大學醫學院教授大衛羅德韋格（David Ludwig）本來一直主張「碳水化合物 - 胰島素」理論，但是在 2022 年，也終於同意肥胖成因不是單一理論可以解釋，而提出了所謂「推力 - 拉力」整合模型，「吃太多（垃圾食物）、動太少（現代辦公生活）」導致的熱量過多是肥胖的推力，身體必須增加脂肪，來儲存過多的熱量。而攝取過多的高 GI 食物，致使胰島素飆升，促進了脂肪的合成並且抑制脂肪的分解，以至於身體無法有效獲取儲存的能量，而驅使個體尋覓更多食物。羅德韋格的整合論有許多證據支持，但仍需進一步驗證。無論如何，霍爾與羅德韋格的論戰只說明一件事：肥胖不是一種理論可以解

釋的，但「適當比例的原形食物」幾乎是所有理論的交集，211 正是符合所有理論的一種飲食主張，蛋白質比例最為關鍵，碳水化合物或脂肪卻是可以隨著個人耐受力而調整的，非常靈活。關於肥胖的主要理論「門派」的爭議與比較，大家可以回頭看 Part 1 第三章的說明。

## 素食 211 與速食 211，還有宿食 211

自從開始推廣 211 全平衡瘦身法，三不五時就會有人問我：

- 211 可以吃素嗎？
- 我是外食族，211 可以吃速食嗎？
- 我是夜班工作者，211 在晚上才開始吃可以嗎？

這三個問題的答案是：當然可以。

首先，211 飲食著重的是蛋白質、蔬菜與碳水化合物的比例，與葷素無關。

### 1. 素食 211：

這個素食指的是全素（Vegan），而不是前面提到的蔬食（Vegetarian），全素者完全不吃動物性食物，連雞蛋、乳品都不吃。這樣的飲食法，當然限制稍微多一些，但只要比例正確，選擇天然食材而非加工食品，一樣是完美的 211 餐盤。關鍵主要在於**優先保障蛋白質的份量，同時要有適當的油脂**。正確的豆類蛋白質，主要來自黃豆、

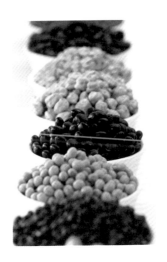

毛豆、黑豆，都是所謂的「完全蛋白質」，可以提供人體所需要的八種必需胺基酸，輕度加工的豆腐、豆腐乾、豆皮，也都不錯。當然，比起肉類等動物性蛋白質，豆類的蛋白質還是少一些，碳水化合物卻多些。除了黃豆、毛豆、黑豆外，其他稱為豆類的食物，例如綠豆、紅豆、皇帝豆卻明顯地含有比較多的碳水化合物。我把黃豆、黑豆、綠豆、紅豆、皇帝豆與去皮雞胸肉、豬里肌肉、牛腱心肉做了一個比較如表 3，提供參考。

「原形」豆類食物比肉類勝出之處，在於含有更豐富的纖維質及鉀離子，同時含有相當質量的碳水化合物及天然油脂，是非常優良的食物，只可惜味道比較特殊，口感也比較特別，我個人無法長期食用，但也許素食的讀者覺得美味。市面上也有磨成粉的製品，味道、口感的接受度真的要考驗個人的口味了。

表 3 常見豆類與肉類營養成分比較

| 項目 | 熱量（大卡） | 碳水化合物（公克） | 蛋白質（公克） | 脂肪（公克） | 膳食纖維（公克） |
|---|---|---|---|---|---|
| 黃豆 | 389 | 32.9 | 35.6 | 15.7 | 14.5 |
| 黑豆 | 319 | 37 | 28.8 | 8.2 | 22.4 |
| 綠豆 | 341 | 62.6 | 23.9 | 0.6 | 10.6 |
| 紅豆 | 333 | 63.5 | 19.9 | 0.5 | 10.7 |
| 皇帝豆 | 323 | 59.9 | 22.3 | 1.5 | 13.6 |
| 去皮雞胸肉 | 117 | 0.6 | 23.3 | 1.9 | - |
| 豬里肌肉 | 212 | 0 | 19.2 | 14.4 | - |
| 牛腱心肉 | 139 | 0 | 19.8 | 6 | - |

（* 本表以 100 公克為單位。豆類為 100 公克乾重，可能添加二～三倍的的水分；肉類為 100 公克濕重，未列出的重量為水分。資料參考：衛生福利部食品藥物管理署）

　　至於豆腐、豆腐乾、豆腐皮等，都是豆類
的再製品，另外也有蘭花豆干、百頁豆腐等以
黃豆成份為主的加工食品，口感比較豐富些。
此外還有素雞、素鴨、素鵝等「仿肉」食品，
以豆類、蔬菜蛋白等植物性原料為主要成分，
再加入一些調味料和增稠劑，製成具有肉類質
感和風味的食品，在素食餐飲店經常可以看
到，對很多素食者而言，可能也是不得已的選
擇。還有一些特殊發酵過的豆類製品，例如源
自印尼的天貝、日本的納豆，都廣受素食者好
評，而且因為發酵而含有特殊的營養素，對身

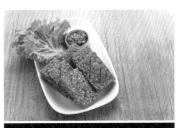
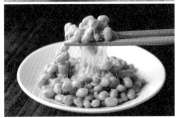

廣受素食者好評的素食蛋白質：
天貝（上）與納豆（下）

體有許多益處（尤其是心血管保健方面）。由於各家廠商製程不同，營養
成分出入較大，但大致巨量營養素大約比例如表 4。

表 4 常見豆製品巨量營養素比較

| 項目 | 熱量<br>（大卡） | 碳水化合物<br>（公克） | 蛋白質<br>（公克） | 脂肪<br>（公克） | 膳食纖維<br>（公克） |
|---|---|---|---|---|---|
| 豆腐 | 62 | 1.9 | 6 | 3.3 | 0.3 |
| 豆腐乾 | 360 | 17 | 52 | 8.6 | 1.9 |
| 豆腐皮 | 209 | 2.4 | 25 | 11 | 0.6 |
| 蘭花干 | 335 | 1.5 | 25.3 | 24.9 | 15.8 |
| 百頁豆腐 | 196 | 1.5 | 13.4 | 13.1 | 0.1 |
| 素雞 | 201 | 5.1 | 21.5 | 10.5 | 3.5 |
| 天貝 | 193 | 9.4 | 20.3 | 10.8 | 6.5 |
| 納豆 | 212 | 15.5 | 17.7 | 10.8 | 5 |

（* 本表以 100 公克濕重為單位）

另外一些所謂「豆類」，是英語的 legume，我在美國唸書的時候，在超市可以隨意買得到，但是在台灣並無生產，一般市面不常見，進口價格也較昂貴。這些「豆類」包括鷹嘴豆（chickpeas）、扁豆（lentils）、紅腰豆（kidney beans），素食者可能會有意願嚐鮮，但我個人覺得，就碳足跡與食物里程的概念而言，國人未必需要攝取，其巨量營養素大約比例如表 5。

表 5 三種進口豆類巨量營養素比較

| 項目 | 熱量（大卡） | 碳水化合物（公克） | 蛋白質（公克） | 脂肪（公克） | 纖維（公克） |
|---|---|---|---|---|---|
| 鷹嘴豆 | 364 | 60.7 | 19.3 | 6 | 17.4 |
| 扁豆 | 353 | 60.1 | 25.8 | 1.1 | 30.5 |
| 紅腰豆 | 333 | 60 | 24 | 1 | 24.9 |

(* 本表以 100 公克乾重為單位，烹煮時可能添加二～三倍水分)

## 2. 速食 211：

平心而論，速食店是個大雷區，如果你是跟孩子、朋友一塊兒去，那就更危險了。但如果你完全理解 211 的原理，速食店依然可以滿足感 211 餐盤。以下就提供三個速食餐廳的 211 食譜建議：

- **211 麥香雞或麥當勞炸雞：**將麥香雞漢堡的麵包全丟掉或丟掉一半，保留雞肉和蔬菜。炸雞則可以把外面裹粉炸的皮剝掉，多點一份莎莎醬作為沾醬，再搭配一份新鮮的水果沙拉或沙拉菜作為配菜。

- **211 肯德基烤雞腿肉：**將烤雞腿肉去除骨頭，保留肉塊。再配上一

份肯德基鮮蔬沙拉，含有各種蔬菜和豆類蛋白質，是一個健康的選擇。甚至可以搭配一杯無糖紅茶，以及一份水果杯或者無糖優格作為甜點，也仍然符合 211 原則。

- **211 潛艇堡火雞胸肉三明治：** 在潛艇堡你可以選擇將火雞胸肉三明治的麵包換成沙拉菜或者菠菜葉子，再加上番茄、洋蔥、青椒等蔬菜，另外搭配一份水果杯或者綠色沙拉作為配菜。同樣的，你也可以搭配一杯無糖茶飲。

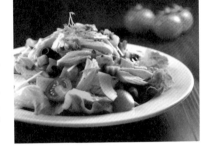

所以，即使相當具有挑戰性，並且可能會浪費一些食物，速食餐廳依然可以做到 211。你可能會覺得丟掉食物是「暴殄天物」，但如同我在第一版的 211 全平衡瘦身法中說過的，「天物」是你的身體、你的健康，務必要好好珍惜，千萬不要因為一片麵包或炸麵皮而傷了自己。

依據 211 原則，你在鬍鬚張等傳統台式餐飲店，一樣可以找到很好的食物。例如：挪威鯖魚魯肉餐＋紅糟豆乳腿排，搭配水耕 A 菜和高麗菜，再點一份低糖綠豆薏仁湯，那就是相當完美的 211 了。但是如果你問我要一份 211 必勝客、211 達美樂食譜，那我只好說聲抱歉了。

## 3. 宿食 211：

「宿食」是我發明的俏皮話，指的是很晚下班或必須輪值夜班的瘦友，必須在接近午夜才進食，不是宵夜，也不是夜間專門食譜。

世上任何一種健康飲食建議，大概都不會支持睡前進食（但我的確

在網路上聽過某名醫認為宵夜是最重要的一餐，我……只能讚嘆他是天選之人了）。所以對於很晚下班的瘦友們，我還是建議你想盡辦法在正常的晚餐時段，「抽空」進食。如果你真的沒有辦法，那麼我會建議你下了班只吃一些蔬菜或一杯 200 CC 的溫牛奶（可以加一些薑黃粉、肉桂粉、老薑片，據說是印度的阿育吠陀療法配方，稱為「黃金牛奶」，有非常好的安神效果），緩解你的飢餓感，然後趕快洗個澡去睡覺，早上起來吃一個健康正式的 211 早餐。我們畢竟是「瘦友」，生活節奏、內容必須要改變，才有機會真正健康地瘦下來。我甚至會建議，晚下班的瘦友，認真把早、午餐做好 211 的配置，晚餐就買一些簡單的蛋白質食物，例如一盒超濃無糖豆漿加一片雞胸肉，需要碳水化合物的人可以加一根香蕉，宵夜、宿食就直接省略吧。

至於輪值夜班的瘦友們，我分兩個部分建議：

- **短期輪值夜班者：**例如警衛、司機、護理師等人士，輪值夜班期間的午、晚餐請依正常作息時段進食，「早餐」請設法在下班睡覺前三小時完成，當然還是採用 211 餐盤。

- **長期夜間工作者：**例如專門做國際貿易或操盤美國股市的人士，雖然是長期的生活方式，但我仍然建議你優先設法把三餐儘量依照日照時間，安排為早中晚餐，因為人畢竟還是受日夜週期影響生理機能，跟著太陽走，還是比較符合生理時鐘。2017 年的諾貝爾獎，就是發現即使在不見天日的情形下，生物體仍然按日照時間進行生理作用，而且這是由基因所控制的，其中一個控制生理時鐘的基因就被命名為 CLOCK。但是如果你的工作時程必須在上班時段進食，那

就大膽地食用 211 吧，重點是：不可以為工作壓力而吃垃圾食物或吃零食，或者一份食物，放在電腦旁邊，有一搭沒一搭地吃了幾個鐘頭。我們在 Part 1 第一章說過的十大地雷，其中一個大地雷就是「少量多餐」。少量多餐，幾乎沒有人瘦得下來。

## 隱藏的暗黑熱量

我不喜歡談熱量，但為了抓住你的眼球，我先使用暗黑熱量作為標題。我真正想講的是糖、油、鹽所組成的暗黑力量。你知道白菜滷的糖油鹽含量嗎？你知道滷豬腳除了醬油，還會加入冰糖嗎？你知道肉鬆製作的時候，加入的糖幾乎跟肉一樣多嗎？你知道可樂其實是高鹽與高糖的飲料嗎？一份米其林的甜點，可能奶油、糖、鹽一樣多，即使一份平淡口味的麵包，添加的糖量，也非常驚人。如果你看過廚師做菜，幾乎每一道菜都會放糖提味，有些地方佳餚，例如上海菜、廣東菜、台南料理，都是加了糖而偏甜的。這些食物都含有你看不見，甚至想不到的「熱量」，但是你卻毫無所覺，為什麼？那是因為你的身體沒有熱量感受器，你沒有辦法感受到「卡路里」。你的身體明確感受到東坡肉與麵包不同，但是你無法感知熱量。食物當中加入了糖、鹽、油，更是危險的組合，不但完全跳過你不存在的熱量感知器，甚至迷惑你的飽足感中樞，讓你越吃越多！

這就是食品科學研究最可怕的暗黑力量！某些特定比例的糖、油、鹽組合，會對腦部的食慾控制區達到特別強調活化，科學術語叫做「過度適口性」（hyperpalatability），翻譯成白話就是「爽口」、「涮嘴」，讓你一口接一口，完全失控。

　　2008 年有一個美國西北大學認知腦科學團隊（Congnitive Brain Mapping Group）使用「功能性磁振造影」（functional MRI）技術，可以即時偵測大腦不同區域的活動，研究了大腦對脂肪和糖含量不同的巧克力的反應。他們發現，含糖量和脂肪含量高的巧克力（與低脂、低糖巧克力相比）活化了一個叫做紋狀體的負責獎賞處理和動機的大腦區域；而低脂、低糖的巧克力則活化腦島，一個負責感覺和內在感受意識的區域[14]。翻譯成白話文，就是說高糖加上高脂的巧克力（或泛指各類高糖高脂食物）會刺激大腦的獎勵機制，讓你有更強動機攝取更多這個食物，而相對較低糖低脂的食物（或泛指低度加工的原形食物），則可以提高飲食者的感覺系統（感覺到食物的原味）與內在感受意識（感受到飽足），不致於過度攝食。

　　類似的研究非常多，研究成果更廣為食品業者援引，因此他們可以製造出更精準針對獎勵機制腦區的「超高度適口性」的食物，讓你吃個不停，攝入的熱量當然更高。但更重要的機制是，「糖」會刺激胰島素，胰島素則促進脂肪合成、抑制脂肪分解，因此「油」就更被帶入脂肪組織、更不容易分解。「鹽」則除了與糖、油「適度」組合，達到強力的適口性外，也讓你口渴，並且喝下更多高糖高鹽的飲料。

　　這就是我們現代人可悲的飲食環境，而 211 飲食觀念，就是希望你能重新掌握自己的飲食，替身體創造一個健康的飲食新環境。

　　那麼，要如何辨別並避開這些隱藏的暗黑熱量呢？

1. 儘量避免外食，由自己掌握食物。

2. 不額外添加糖。用鹽、天然香料提味，任何新鮮的食物都很美味，
   而且可以刺激你大腦的感覺與內在感受意識。

3. 外食時，選擇烹調簡單，以整塊新鮮食材製作的食物，例如生魚
   片、牛排、魚排、白斬雞、烤鴨、生菜沙拉，小火鍋料理等，都非
   常符合 211 原則。

4. 對於烹調繁複的食物，尤其看起來「糊糊的」那種。這種食物常見
   於各地精緻餐飲或地方小吃，偶一為之（例如朋友聚餐）無妨，如
   果你正在努力減重，就儘量避免吧，不然你就提議到供應上述第 3
   點所列食物的餐廳。

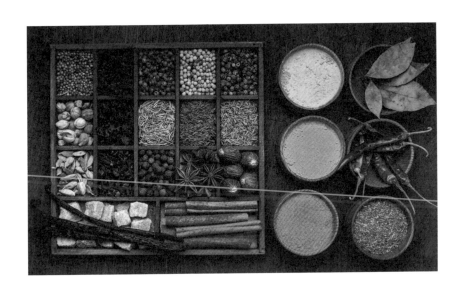

第五章

# 與神經荷爾蒙共舞的 211 全平衡

## 任何熱量都需要神經荷爾蒙的指揮才會存為脂肪

肥胖醫學的研究大約有 100 年的歷史了，絕大部分學者同意，肥胖症的成因非常複雜，無法用單一理論來解釋。另一方面，若回顧基礎生物化學的研究，所有學者都知道脂肪的合成與分解的酵素反應路徑，明確地由神經系統與荷爾蒙系統來調度。

簡單的說，胰島素是促進脂肪合成的最主要、最強大的荷爾蒙，所以任何刺激胰島素大量分泌的飲食，無論是因為「熱量過多」（一定會被儲存）或者「糖分」（直接刺激胰島素），都會活化胰島素的路徑。相對的，升糖素則是最主要促進脂肪分解的荷爾蒙，人的飲食行為（包含不吃東西的「斷食」時間）或飲食內容（例如高蛋白飲食），都會讓升糖素分泌，進而促使脂肪分解。所以，我們的飲食與生活規律，包含進食內容、進食時間、進食頻率、睡眠時間、非運動及運動的活動量、工作與生活壓力等，在在都是減重過程應該關照的面向。除了對於熱量的計算，若能注意到胰島素與升糖素這兩個調節脂肪代謝的主要荷爾蒙效應，你將會對體重控制有更多的掌握。

## 你不能不認識的胖瘦交響樂團樂手們：調節脂肪的荷爾蒙

人體的體重調節機制像交響樂一般，由神經荷爾蒙系統來指揮協調。在肝臟和脂肪中，有多種荷爾蒙直接或間接調節脂肪生成，以下是幾個最重要的荷爾蒙：

- **胰島素（Insulin）**：胰島素是身體內唯一調降血糖的荷爾蒙，促進血糖利用，並促進多餘的血糖合成為肝醣或脂肪儲存，在體重控制中扮演最重要的「大哥」角色。胰島素由胰臟中的胰島 β- 細胞分泌，具激活脂肪合成、並抑制脂肪分解的功能。葡萄糖（血糖）須經胰島素作用，才能進入脂肪組織，並經其作用，轉化為三酸甘油酯（就是脂肪）。食物（如糖）或藥物（如磺醯尿素類的降血糖藥物）刺激胰島素分泌，或是注射胰島素，都會促進脂肪合成，增加體重。

- **升糖素（Glucagon）**：傳統上，升糖素被視為胰島素的拮抗荷爾蒙，由胰島素內 α 細胞分泌，具有調節血糖、維持能量平衡和體重恆定的重要角色，可促進脂肪分解為能量，提高代謝率，減輕體重。有一種最新的減肥藥物把腸泌素受體致效劑（GLP-1RA、GIPRA）及升糖素受體致效劑做成複方（就是同時具有腸泌素及升糖素的效果），正在進行臨床試驗，據報導可以達到一年減少 30-40% 體重的效果。

- **雌激素**：雌激素（主要為雌二醇）調節脂肪代謝的作用主要在特定組織或部位，例如臀部、大腿，透過增加脂肪合成基因的表達或刺激該部位的雌激素受器。年輕健康女性通常腰細豐臀，停經後婦女卻很多發生中央性肥胖，其中一個原因就是停經後雌二醇大幅降低 [15]。

- **瘦素**：我們現在知道脂肪不只是一個能量儲存器官，也是一個內分泌器官（還是一個免疫器官，也受神經系統調節），瘦素就是脂肪細胞

所分泌的荷爾蒙之一，能對腦部傳達「飽足」信號，抑制食慾，進而調節能量平衡，是「體重設定點論」的最重要基礎。有些學者認為瘦素像是空調的溫度調節器，扮演維持體重恆定性的角色。在某些病例狀況下，瘦素也會與胰島素交叉作用，促進脂肪合成 [16]。

- **糖皮質激素：**主要為腎上腺皮質醇，又稱為壓力荷爾蒙，可促進糖質新生（從脂肪或蛋白質轉化為葡萄糖），但也刺激前脂肪細胞分化為脂肪細胞，並刺激脂肪細胞內的脂肪生成，讓脂肪細胞體積增加。經常處在高壓力狀態的人，很容易發胖，就是這個原因。

- **甲狀腺素：**甲狀腺的功能攸關全身能量代謝與身體機能，其重要性與胰島素不相上下（其實所有荷爾蒙都很重要，但方向不同）。在體重調節方面，甲狀腺素刺激肝臟 [17] 和脂肪組織 [18] 的脂肪生成。

- **生長激素：**除生長發育的角色，生長激素也可增加脂肪分解、促進肌肉合成，主要在夜間睡眠時分泌，因此睡眠不足不但增加壓力荷爾蒙分泌，也減少生長激素分泌，對體重控制是雙重傷害 [19]。

- **睪固酮：**是主要的男性荷爾蒙，可抑制脂肪生成和脂肪細胞分化，並促進肌肉合成，這可能是男性肌肉普遍比女性發達的原因，也是某些多囊性卵巢症的女性，因為睪固酮偏高，可能會顯得肌肉比較多，而且肩膀、腰部比一般女性寬。有些肥胖的男性，則顯著有睪固酮低下現象，而雌二醇卻升高 [20]。

- **迷走神經信號：**主要來腸胃壁的神經，信號傳入腦部的飽足中樞，對食慾和能量平衡具重要影響。迷走神經信號也可以直接調節脂肪組織中的脂肪生成，因此脂肪組織也被認為是一種神經系統 [21]。

請記住，這些荷爾蒙並不獨立工作，它們對脂肪生成和其他代謝過程的影響通常是複雜相互作用的結果。此外，各種因素，包括營養狀態和其他荷爾蒙的存在，可以調節它們的效果。同樣，這些荷爾蒙的水平或行為的改變可能導致代謝疾病，例如肥胖和二型糖尿病。

其實，身體的恆定狀態（homeostasis）是由神經系統與內分泌（荷爾蒙）系統共同維護的，這一點在生理學的研究早已確立。事實上，神經系統與內分泌系統常常被合稱為神經內分泌系統（neuroendocrine system）。人體體重的維持也是人體恆定狀態的一環，是反應身體健康狀態最表觀的徵候，胖瘦一眼就看得出來，當體重失控時，肯定是維持恆定狀態的機制出了問題。

除了胰島素與升糖素是直接調控脂肪組織代謝的荷爾蒙，食慾的控制與能量的運用，也受到更廣義的神經內分泌系統控制。這些荷爾蒙包括近年來廣受重視的脂肪荷爾蒙（如瘦體素）與腸道荷爾蒙（如腸泌素），甚至連肌肉都會分泌肌肉荷爾蒙（myokines，例如鳶尾素 Irisin）調節脂肪組織！

## 荷爾蒙決定脂肪堆積的位置

荷爾蒙與肥胖互為因果。荷爾蒙是造成體態不勻稱的重要關鍵，接下來，讓我們來了解各種荷爾蒙失衡所造成的肥胖，並一一說明改善之道。

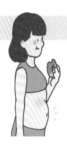

## 1. P 型肥胖：胰島素失衡

P 型肥胖又稱為「主型肥胖」，指的就是胰腺（Pancreas）分泌出問題了，基本上所有的肥胖者都有胰島素失衡的問題。

### 身體及飲食特徵

- 肚子的游泳圈明顯。
- 上腹部凸出，內臟脂肪高。
- 身體褶皺處有色素沉澱。
- 吃飽後覺得累（特別是下午）。
- 好吃甜食及精緻澱粉。

### 改善對策

- 增加胰島素的敏感度，使胰島素濃度下降。胰島素下降時礦物質會流失，需適當的補充鎂、鉻、鋅。
- 補充魚油，改善胰島素阻抗。
- 增加抗氧化力，維生素 C 和 E 要充足。

## 2. L型肥胖：脂肪肝、類胰島素生長因子失衡

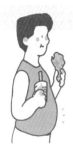

　　L 代表肝臟（Liver），L 型肥胖者的肝臟通常已經出問題。肝臟是人體最重要的排毒器官，參與了各種代謝與合成反應，也是中和或轉換代謝產物或外來毒素的重要器官。若肝臟無法正常運作，便容易引發各種疾病。

### ▇ 身體及飲食特徵

- 肋骨以下突出的大肚腩。
- 喜歡吃油炸食物。
- 長期頻繁喝酒或習慣喝含糖飲料。
- 尿色暗黃。
- 身體發炎，例如關節炎、皮膚炎、偏頭痛，容易疲倦。
- 容易脹氣、消化差、胸口有灼熱感。
- 習慣晚起，晚上更清醒。

### ▇ 改善對策

- 少喝酒和含糖飲料，停止肝臟功能持續惡化。
- 多攝取幫助肝臟排毒的食物及維生素 B 群。
- 多喝水，多運動、做桑拿以促進排汗。
- 作息正常，睡眠充足，讓勞累的肝臟獲得修復。
- 注意腸道保健，維持腸道好菌，或直接補充益生菌。

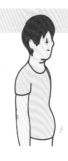

## 3. C 型肥胖：腎上腺、皮質醇失衡

C 指的是被稱為「壓力荷爾蒙」的皮質醇（Cortisol），當有壓力就會自動分泌。皮質醇分泌過多，會使體重在不知不覺間增加，因此 C 型肥胖也稱為「壓力型肥胖」。常出現在領導階層身上，例如勞心勞力的老闆、疲憊的中階主管，或者是超時工作的員工。

### ■ 身體及飲食特徵

- 脂肪通常囤積在下腹部，上腹部反而乾扁。
- 有眼袋，臉圓／雙下巴，水牛肩體型。
- 情緒緊繃，容易有心理或生理壓力。
- 肌肉容易流失、骨質疏鬆，下午容易想睡。
- 偏好鹹食。

### ■ 改善對策

- 補充鎂、鉻、鋅。
- 改善睡眠，避免睡眠不足而累積壓力。
- 遠離會導致焦慮的食物：限制酒精、尼古丁、反式脂肪的攝取，少吃油膩食物、高鹽分調味食品、甜膩食物、過量咖啡因、以及容易上火的食物。
- 多吃有助於舒壓的食物：如綠茶、抹茶、黑巧克力、優酪乳、堅果、雞蛋、牛奶、南瓜籽、洋甘菊茶、深海魚、魚油、花椰菜等。
- 經常深呼吸，讓自律神經恢復正常，也增加攝氧量，幫助身體燃燒脂肪。

## 4. T 型肥胖：甲狀腺失衡

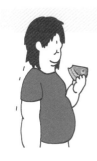

甲狀腺亢進的患者會體重減輕，因為過多的甲狀腺激素會使身體的新陳代謝速度加快、耗能增多。理論上經過治療，體重應該恢復到之前的狀態，但是，甲狀腺亢進會使人食慾大增、胃口變大，病情控制後飯量卻很難恢復正常，因而比生病前來得胖。

甲狀腺分泌不足，身體的新陳代謝速度變慢、耗能減少，多餘的能量被身體儲存起來，因而導致肥胖。

甲狀腺低下或亢進都會造成身體「黏液性水腫」，水分留在體內排不出去，人因而變得浮腫，這種情況在甲狀腺功能低下患者身上特別嚴重。

### ■ 身體及飲食特徵

- 皮膚白，鬆垮浮肉胖全身，蝴蝶袖、雙下巴明顯。
- 皮膚鬆弛，頭髮乾燥、易脫落。
- 喜歡吃麵包、麵食、甜點。
- 經常感到沮喪失望，莫名疲倦感。

### ■ 改善對策

- 增加胰島素利用率，可補充魚油，必要時可以使用碘鹽。
- 促進代謝增加活力。
- 充分攝取調節甲狀腺功能的營養素，如鐵、碘、鋅、硒、酪胺酸、脂溶性維生素 A/D/E、水溶性維生素 B/B6/C。硒較少見，在巴西堅果中含量特別多。

## 5. E 型肥胖：雌激素失衡

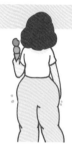

E 指的是雌激素（estrogen，又稱動情素），E 型肥胖常見於年輕女性。

### 身體及飲食特徵

- 屁股大、脂肪易堆積於大腿（馬鞍部）。
- 女生有經前症候群、經血少、經期不固定、胸部易壓痛不適。
- 容易長痘痘，男生有男性女乳現象。
- 煩惱易怒。
- 比起鹹食更喜歡甜食，特別喜歡吃冰淇淋、奶油、乳酪等乳製品。

### 改善對策

- 改善胰島素阻抗，才能改善雌激素合成受阻的問題。
- 避免過度攝取可能提高雌激素的食品，如：酒精、含咖啡因的飲料。
- 減少紅肉及乳製品的攝取量，並盡量挑選有機及草飼牛肉。
- 避免環境荷爾蒙，減少使用塑膠製品（例如改用鐵碗、瓷碗）、含香味的洗沐品、化妝品等。
- 適度釋放壓力，冥想、瑜伽、按摩，適當補充檸檬酸鈣等，都有效果。
- 增加肝臟代謝雌激素能力，多攝取十字花科蔬菜、維生素 B 群、鋅、鎂等。
- 增進腸道健康，改善便秘。攝取足量纖維質，盡量多吃苦味食物和深綠色蔬菜、芹菜、大蒜，讓膽汁分泌，使糞便順利排出。

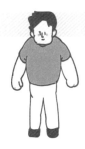

## 6. A 型肥胖：睪固酮失衡

A 型肥胖又稱雄性素肥胖，源於雄性素（Androgen）失衡，其中最主要的是睪固酮（Testosterone）。一般來說，雄性素不足者較容易肥胖。

### ▨ 身體及飲食特徵

- 上半身壯碩，男性背部鼓起、女性肩膀較厚實。
- 容易掉頭髮。
- 男性容易出現性功能障礙、活力減退，同時也可能有第二性徵退化、骨質疏鬆、腹部脂肪與胸部脂肪增加、肌肉流失、睪丸萎縮與男性女乳症。
- 女性容易多囊卵巢症候群或是更年期症候群，如潮熱或夜間容易流汗。
- 女性情緒起伏大，男性情緒低落時暴躁易怒。

### ▨ 改善對策

- 避免環境荷爾蒙，避免塑膠容器、清潔劑、化學物質，遠離石化工業、機汽車釋放到空氣中的廢氣。
- 適度釋放壓力，盡量放鬆肌肉，冥想、瑜伽、按摩都很有效；適度補充檸檬酸鈣。
- 適度重量訓練，讓肌肉調節荷爾蒙，改善胰島素阻抗。
- 補充含鎂的食物。

## 利用食物的信號，呼喚荷爾蒙的活動

211 全平衡瘦身法的每一個設計，都呼喚身體的神經荷爾蒙與大腦對食物的反應，甚至還關照到腸道菌叢的生態健康以及其與神經荷爾蒙的交互作用。這部分在前面幾節的文字已經略有提到，在此僅舉例簡單說明如下：

1. **先吃蛋白質，呼喚 PYY 與升糖素的作用**：腸道荷爾蒙 PYY 對腦部傳達「飽足」的信息，因此先吃足量的蛋白質，可以提早達到、並持續飽足感，讓你不致過度攝食，而且比較不容易餓。而空腹後先進食蛋白質，可以刺激升糖素分泌，促進脂肪分解，這是你不可不知道的重要減肥策略。

2. **天然食材的自然調節能力**：天然食材不會過度刺激腦部的獎勵區域，卻可以活化腦部對食物的美味與飽足意識，讓腦部對攝食行為的天然調節系統發揮作用，自然而然維持體重的恆定。

3. **攝取充足的蔬菜，養好腸道菌**：蔬菜是腸道菌叢最天然的食物，可以稱為「益生元」，腸道菌叢的健康，也會透過調節腸道荷爾蒙（包括飢餓素、PYY 及腸泌素 GLP-1）、脂肪荷爾蒙（瘦體素），甚至直接影響中樞神經系統的飽足中樞，來影響體重的恆定。

4. **碳水化合物最後吃，降低胰島素反應**：先吃蛋白質，最後吃碳水化合物，可以延緩及降低胰島素素分泌，減少刺激脂肪合成的作用。

**參考文獻**

1. 台灣癌症基金會官網

2. King C, Lanaspa MA, Jensen T, Tolan DR, Sánchez-Lozada LG, Johnson RJ. Uric Acid as a Cause of the Metabolic Syndrome. Contrib Nephrol. 2018;192:88-102. PMID: 29393133 DOI: 10.1159/000484283

3. Schwarz JM, Noworolski SM, Erkin-Cakmak A, Korn NJ, Wen MJ, Tai VW, Jones GM, Palii SP, Velasco-Alin M, Pan K, Patterson BW, Gugliucci A, Lustig RH, Mulligan K. Effects of Dietary Fructose Restriction on Liver Fat, De Novo Lipogenesis, and Insulin Kinetics in Children With Obesity. Gastroenterology. 2017 Sep;153(3):743-752.

4. Dennis EA, Dengo AL, Comber DL, et al. Water consumption increases weight loss during a hypocaloric diet intervention in middle-aged and older adults. Obesity (Silver Spring). 2010;18(2):300-307.

5. Corney RA, Sunderland C, James LJ. Immediate pre-meal water ingestion decreases voluntary food intake in lean young males. Eur J Nutr. 2016;55(2):815-819.

6. Dubnov-Raz, G., Constantini, N., Yariv, H. et al. Influence of water drinking on resting energy expenditure in overweight children. Int J Obes 35, 1295–1300 (2011).

7. Madjd A, Taylor MA, Delavari A, Malekzadeh R, Macdonald IA, Farshchi HR. Effects on weight loss in adults of replacing diet beverages with water during a hypoenergetic diet: a randomized, 24-wk clinical trial. Am J Clin Nutr. 2015;102(6):1305-1312.

8. Yoo JI, Choi H, Song SY, Park KS, Lee DH, Ha YC. Relationship between water intake and skeletal muscle mass in elderly Koreans: A nationwide population-based study. Nutrition. 2018;53:38-42.

9. Thornton SN. Increased Hydration Can Be Associated with Weight Loss. Front Nutr. 2016 Jun 10;3:18.

10. Kuwata H, Iwasaki M, Shimizu S, et al. Meal sequence and glucose excursion, gastric emptying and incretin secretion in type 2 diabetes: a randomised, controlled crossover, exploratory trial. Diabetologia. 2016;59(3):453-461.

11. Kubota S, Liu Y, Iizuka K, Kuwata H, Seino Y, Yabe D. A Review of Recent Findings on Meal Sequence: An Attractive Dietary Approach to Prevention and Management of Type 2 Diabetes. Nutrients. 2020 Aug 19;12(9):2502.

12. Imai S, Kajiyama S, Kitta K, et al. Eating Vegetables First Regardless of Eating Speed Has a Significant Reducing Effect on Postprandial Blood Glucose and Insulin in Young Healthy Women: Randomized Controlled Cross-Over Study. Nutrients. 2023;15(5):1174.

13. Kubota S, Liu Y, Iizuka K, Kuwata H, Seino Y, Yabe D. A Review of Recent Findings on Meal Sequence: An Attractive Dietary Approach to Prevention and Management of Type 2 Diabetes. Nutrients. 2020 Aug 19;12(9):2502.

14. Dana M. Small et al. Changes in brain activity related to eating chocolate: From pleasure to aversion, Brain, Volume 124, Issue 9, September 2001, Pages 1720–1733.

15. Kapoor E, Collazo-Clavell ML, Faubion SS. Weight Gain in Women at Midlife: A Concise Review of the Pathophysiology and Strategies for Management. Mayo Clin Proc. 2017;92(10):1552-1558.

16. Morrison CD, Huypens P, Stewart LK, Gettys TW. Implications of crosstalk between leptin and insulin signaling during the development of diet-induced obesity. Biochim Biophys Acta. 2009;1792(5):409-416.

17. Sinha RA, Singh BK, Yen PM. Direct effects of thyroid hormones on hepatic lipid metabolism. Nat Rev Endocrinol. 2018;14(5):259-269.

18. Yau WW, Yen PM. Thermogenesis in Adipose Tissue Activated by Thyroid Hormone. Int J Mol Sci. 2020;21(8):3020.

19. Høgild ML, Bak AM, Pedersen SB, et al. Growth hormone signaling and action in obese versus lean human subjects. Am J Physiol Endocrinol Metab. 2019;316(2):E333-E344.

20. Kelly DM, Jones TH. Testosterone and obesity. Obes Rev. 2015;16(7):581-606.

21. Berthoud HR, Albaugh VL, Neuhuber WL. Gut-brain communication and obesity: understanding functions of the vagus nerve. J Clin Invest. 2021;131(10):e143770.

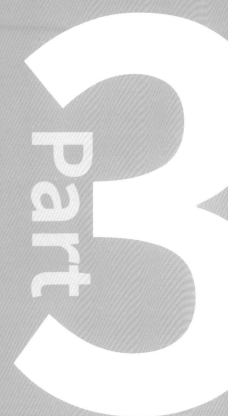

# 211+ 生酮、168，
# 為減肥裝上加速器

沒有一種減肥法適合所有人，雖然 211 飲食法簡單易行又有奇效，
但也會有實行中遇到卡關的案例，此時可以嘗試一些方法來突破瓶
頸。以下分享我親身實踐生酮飲食及斷食的經驗。

第一章

# 宋醫師的親身實證 1：
# 生酮飲食

## 什麼是生酮飲食？

生酮飲食近年來大行其道，減肥效果被認為無與倫比，真是這樣嗎？211 也可以生酮嗎？

生酮飲食是一種極高脂肪、極低碳水（醣）的飲食方式。典型的生酮飲食要求 80% 油脂、15% 蛋白質、小於 5% 的碳水化合物，這種飲食的高油脂比例，很多人聽到就怕了，故陸續有改良式生酮飲食，油脂降低為 60-75%、蛋白質 20-25%，碳水化合物 5-10%，一天內醣類控制在 20-50 公克 ( 約 1/4~ 半碗飯 )，一天醣類攝取超過 100 公克肯定不會生酮。

坊間有幾種類似生酮飲食的飲食法，最知名的是 1970 年代風靡的「阿金飲食法」（Atkins diet），提倡攝食大量帶脂肉品，碳水化合物則分四個階段調整，第一階段誘導期少於每天 20 公克，基本上就是生酮飲食，而後逐月 ( 階段 ) 增加，可攝取莓果等醣類食物，六個月後（第四階段維持期）可到 100 公克或依個人耐受度上下調整。因為肉類多、蔬菜少，很多人吃不習慣，近年的新版阿金飲食，蔬菜比例增加，飽和脂肪食物比例降低，接受度提高很多 [1]。

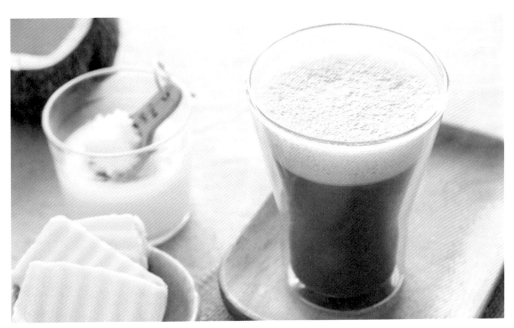

圖 1 防彈咖啡

　　流行過一陣子的「防彈飲食法」（Bulletproof diet；意指此法防彈不破，絕對成功），早、午餐各只喝一杯「防彈咖啡」，就是在黑咖啡裡加入 1 湯匙無鹽奶油或椰子油，混合均勻後喝下，就可以達到很好的飽足感，而且椰子油所含的中鏈脂肪酸（MCT）被快速代謝成酮體，是一種生酮飲食的變化版。發明人戴夫艾斯普雷（Dave Asprey）是一名成功的矽谷科技人士，自稱生物駭客，破解人體運作祕密並親身體驗，廣受各視頻博主邀訪，分享減肥增肌、防疾延壽的見解，常有驚人果效與跳脫傳統的論述，頗受好評 [2]。他發現純化的中鏈脂肪酸具有身體不儲存，全部轉化為酮體的特性，一時成為風潮減肥產品，連外源性（用吃的）酮體也變成了熱門產品。但要注意的是，酮體本身並不能減肥，直接攝入酮體並不會降低體重。

　　人體能量代謝主要來自葡萄糖，供日常活動所需。我們每次進食後，血糖立即升高，並刺激胰島素分泌，驅動身體當下利用，也把多餘的血糖轉為肝醣儲存在肝臟或肌肉，若還有更多的糖，就在肝臟被轉為脂肪，進而儲存在脂肪組織。

　　肝臟內的肝醣是「常備日用能源」，但僅約 100 公克，提供 400 大卡熱量，連基礎代謝率都無法滿足；肌肉存有 300-500 公克肝醣，但肌肉的肝醣只保留給肌肉活動時使用，所以人體其他細胞的能量運用，必定是葡萄糖與脂肪同時以不同比例靈活運用，正常狀態下沒有人純粹燃糖或燃脂的。而正常進食三餐、每餐都有 55-65% 碳水化合物的人，其肝臟內肝醣幾乎都保持在充足狀態，故而以葡萄糖為能源的比例較高。當我們減少碳水化合物的攝取或是斷食的時候，血糖降低，身體（胰島

## 什麼是「酮體」？

　　人體生酮反應產生的物質叫做酮體（ketone bodies），不是「酮」。酮是泛指含有一個碳雙鍵連接氧（C=O）的化合物。酮體則是專指脂肪經過生酮反應代謝的自然產物，人體的脂肪也不是只進行生酮反應，另一個反應路徑是 β- 氧化，但那超過本書主題範圍，在此不談。

　　酮體包括三種化合物：乙醯乙酸 (acetoacetate)、β- 羥基丁酸 (β-hydroxybutyrate；BHB) 及丙酮 (acetone)，三者間可以自由轉換。乙醯乙酸 (acetoacetate) 兼具酮體及有機酸的性質；β- 羥基丁酸的化學結構卻不是酮而是有機酸，是血中酮體主要形式；丙酮是化學上最簡單的酮體，由呼吸道排出，產生類似水果過熟氣味。雖然三種酮體都具有酸性，但造成酮酸中毒的，主要是 β- 羥基丁酸堆積體。

的 alpha 細胞）就會分泌升糖素，將肝臟的肝醣分解為葡萄糖，維持血糖水平。當肝醣繼續消耗，脂肪分解比例就會升高。

脂肪的化學結構是三酸甘油酯，受升糖素或腎上腺素驅動，即分解為甘油及游離脂肪酸。甘油在肝臟經糖質新生反應轉成葡萄糖，為維持血糖恆定之機制。一部分游離脂肪酸，則在肝內行生酮反應（圖 2）變成酮體。簡言之，生酮飲食因嚴格減少醣類攝取、大量攝入油脂，等於強迫身體使用攝入的脂肪或體脂肪作為能源，進而達到較高的燃脂減肥的目的。

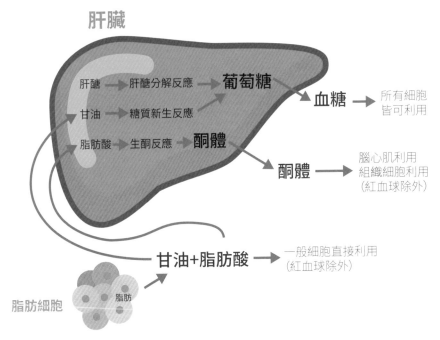

圖 2 肝醣分解、糖質新生與生酮反應。正常狀態下，身體依飲食內容自然調節脂肪或糖的代謝。在醣類充足的飲食條件下，肝醣分解成葡萄糖是人體主要燃料來源。空腹時間稍久（如斷食、睡眠），則自然轉向脂肪代謝，分解為甘油及脂肪酸，甘油進入糖質新生，合成葡萄糖，維持血糖恆定，脂肪酸則可為細胞直接利用，或經肝臟的生酮反應產生酮體，提供腦及心臟利用。

## 生酮飲食為何能減肥？又為何會失效？

生酮飲食含大比例的脂肪，熱量相當高，以傳統「熱量過多導致肥胖」的角度來看，怎麼可能減肥？但幾乎所有對照研究都發現，生酮飲食在數周到一年內，比低脂飲食的減重效果優異，那是為什麼？文獻上分析了許多原因，我爬梳整理後，總結生酮飲食減重效果的解釋至少有五個 [3]：

1. **控制食慾**：生酮狀態（或稱為酮態），即生酮飲食引發的代謝狀態，具降低食慾和增加飽足感的效果，故自然地減少食物攝取頻率，就熱量論者的角度來看，這樣就可以減少總熱量攝取，達到減重效果。但其實愛酮人士大多沒有計算熱量，總熱量攝也沒有減少太多，所以減重效果應該不在熱量減少，比較可能的是進食頻率減少及飲食內容的效應，也就是以下的 2、3 項理由。

2. **降低胰島素水平**：碳水化合物易導致血糖上升，從而刺激胰島素分泌。生酮飲食限制碳水化合物，對胰島素的刺激降低，加上前述食慾降低，進食頻率減少，等於每餐胰島素分泌降低，刺激胰島素分泌的次數也降低，當然胰島素保持在低水平的時間增加，故其促進脂肪合成與抑制脂肪分解的作用也降低，自然就導致脂肪合成減少、分解增加，淨結果就是減少體脂肪、體重減輕。

3. **增加脂肪燃燒**：接續前一個理由，既然胰島素降低，減少了其促進脂肪合成與抑制脂肪分解的作用，身體自然會傾向燃燒脂肪提供能量，而減少燃燒葡萄糖。

4. **水分流失**：這當然不是減重的好策略，但卻是生酮飲食或低醣飲食的一種「副作用」，而且可以善加利用。由於碳水化合物攝取少，身體儲存的肝醣就減少，而每公克肝醣儲存，會連帶儲存約 3 公克水分。因此，進行生酮飲食會大量使用肝醣而未補充，連帶排出水分，導致體重減輕。也因為如此，我做生酮飲食的時候一定大量飲水（並補充鹽分、電解質），一方面避免水分及鹽分的流失，一方面利用腎臟無法回收酮體的生理特性，增加酮體排除，等於增加「熱量」排出，減重效果更佳，又可以避免酮體堆積體內可能引發的副作用，一舉兩得。

5. **食物熱效應**：生酮飲食的蛋白質含量高，而蛋白質具較高的「食物熱效應」，也就是消化蛋白質需要身體消耗更高的熱量（這是熱量論弔詭之一）。研究也發現，較高熱量攝取也促進較高的基礎代謝率，故生酮飲食促進更高代謝率（這又是熱量論的弔詭說法）。我覺得以胰島素 / 荷爾蒙理論來看可以更明白，也就是進行生酮飲食時胰島素降低，故升糖素得以作用，去分解肝醣也分解脂肪。而且空腹時攝入的蛋白質，會刺激升糖素分泌，而不是胰島素，這個作用過去都被解釋為食物熱效應，其實以升糖素 / 荷爾蒙解釋，更為可行。

至於生酮飲食的「長期減重效果與均衡飲食無差異」的說法，其實**文獻品質爭議很大。就我看**，有些研究設計似乎刻意要打壓生酮飲食，**把生酮餐設計得像垃圾食物，對照餐卻是原形食材**，這就是飲食研究領域的「部族主義」（tribalism）現象。**科學應該秉持公正，真理才會越**

辯越明，但飲食研究卻常看到意識形態立場，影響了實驗設計的科學公正性，令人厭惡。好了，抱怨夠了，簡單說一下為何有些人執行生酮飲食長期效益不佳：

1. **代謝適應**：這應該是所有飲食法最後效果變差的關鍵罩門。在 Part 1 我們談過「減肥達人」的參賽者最後都發生了代謝適應，以至無法維持體重，甚至反彈變得更重。這是極端減少熱量攝取引發身體的保護機制，自動降低代謝率所致。人體是一個超級代謝適應機器，所有飲食法、減重藥物及手術的研究都發現，減重效果初期很快，然後隨著時間逐漸遞減，達到「平原期」。如果這平原期剛好是你的目標體重，那麼恭喜你，這方法非常適合長期維持。但若這平原期是卡關，那就是你的代謝適應機制啟動了。這時，絕對不是繼續堅持，而是要考慮改變策略。本書 Part 2 的百變 211，有很多版本可供選擇，都是突破代謝適應的好方法。

2. **錯誤的飲食配置**：有些人誤以為生酮飲食就是肥肉多一些，那可能就是踩到生酮飲食的地雷。剛開始這樣做，的確有效。任何人從亂吃到遵從一種飲食法，即使是水果減肥、餅乾減肥，初期都會有效。蛋白質雖然不像醣類有那麼強的升糖效應，但是蛋白質攝取若超過身體細胞代謝所需（如肌肉生長、修補，細胞胞器更新），多餘的胺基酸（蛋白質消化分解的產物）會進入糖質新生，轉成葡萄糖，也會刺激胰島素分泌，使多餘的糖轉成脂肪。

3. **長期執行不易，效應減少**：研究發現生酮飲食短期減重效果優異，但由於其高脂組成，不易維持，故而失敗。這一點我非常認同，好

的飲食法就是必須強調其長期可行性。改良式的生酮飲食（例如
211K），是可以長期執行的，而且可以在各種不同的 211 飲食變化
中調整，增加成功率。

## 生酮飲食還能治百病？

任何飲食法都有好處與缺點。有不少文獻特別研究酮體的好處，值
得一提，但不需要神化它們：

1. **降低血糖及胰島素分泌**：長期攝入高醣食物將導致長期胰島素分泌量
   提高，造成胰島素阻抗，導致糖尿病等各種代謝疾病。反之，運用飲
   食策略減少長期高胰島素，就可降低代謝性疾病風險。1920 年代胰
   島素尚未發現前，生酮低碳飲食即為糖尿病患者之建議飲食。2022
   年美國心臟協會最新版的糖尿病治療指南，納入低碳生酮飲食 [4]，近
   年許多修訂版「逆轉糖尿病」策略，亦有採生酮飲食者 [5]。

2. **治療癲癇、神經性疾病與失智症**：酮體可以自由穿越血腦屏蔽，成
   為腦細胞的能量來源。事實上，在葡萄糖與酮體相等濃度狀態下，
   大腦更傾向使用酮體。酮體代謝比葡萄糖產生更多能量（ATP），
   反應過程產生的氧化壓力比葡萄糖小，且有降低全身發炎、穩定神
   經傳導之效，所以被用以治療難治性癲癇，現在也有許多神經精神
   專科醫師，採生酮飲食來協助精神疾患或者失智症患者的治療 [6][7]。

3. **改善心臟功能**：心肌細胞也和腦細胞相似，善於利用酮體。有些糖尿
   病藥物，如「排糖藥」SGLT-2 抑制劑，透過尿中排糖而降低血糖，

連帶降低胰島素需求，使身體增加生酮反應，心臟有更佳能源，效能更好。一顆糖尿病藥物，反而成為預防心臟衰竭的良藥 [8][9]。

4. **癌症**：酮體可降低發炎，對於癌症預防及治療有輔助效果。有些學者主張癌症是一種代謝性疾病，而非細胞基因突變，因此飲食療法對治療癌症有益 [10]。

5. **改善皮膚疾病**：可能也是由於酮體降低發炎的效應，有些研究發現生酮飲食可改善青春痘或濕疹等皮膚疾患 [11]。我在 Part 2 提到那位長年受皮膚潰爛所苦的無油蔬食患者，在開始吃帶油脂的五花肉後，皮膚病不藥而癒，就是一個好的案例。

## 生酮飲食有哪些惱人的副作用？

生酮飲食是一種相當特殊的飲食法，當然也有壞處。以下是常被提到的副作用：

1. **便秘、口臭、體味**：大部分人只要改變飲食習慣，都可能發生胃腸道異常。生酮飲食若合併蔬菜攝取量減少，最易發生消化不良、腸道菌叢改變、糞便鬱積腸內的現象，導致便秘、口臭、體味等問題。

2. **頭痛、皮疹、酮酸毒血症**：正確的生酮飲食，很少發生這些惱人的副作用。生酮飲食讓血糖降低，卻更顯著降低胰島素分泌。胰島素具有「留鹽、留水」的生理效應，降低胰島素則會利尿、排出較多鹽分，故生酮飲食者若沒有補充水分、鹽分，就容易發生脫水、電解質失衡現象，也導致酮體無法排出，因而發生頭痛。有些人皮膚

對酮體敏感，則會產生皮疹，稱為「酮疹」，又痛又癢，有些糖尿病患者甚至可能發生「酮酸毒血症」（詳見下文解說）。所以，我現在對於糖尿病患者，基本上不建議生酮飲食。

3. **營養不均**：生酮飲食偏重油脂，若非為治病目的，長期採用可能營養不均。當然，生酮飲食倡議者一定會反對這個說法，但從研究文獻證據來看，正確的生酮飲食固然可提供完整營養素，然而蔬菜的各種營養素（甚至只是纖維）的確對人體益處良多，且不會破壞酮體產生。納入蔬菜，較易執行。

4. **加重肝腎負擔**：這反而是極具爭議性的說法。有人認為生酮飲食易攝入大量蛋白質，產生過多含氮廢物及尿酸，增加腎臟負擔。其實正確的生酮飲食蛋白質比例並不高，研究也發現以原形食物為主的「優質生酮飲食」，完全不增加肝腎負擔。但話說回來，已知有肝腎問題的人採取任何新的飲食策略，都應該先諮詢肝、腎專科醫師。

5. **膽固醇升高**：這也是被炒得很熱的話題，但非本書重點。在此只表明，飽和脂肪酸含量高的食物（如動物性脂肪、椰子油、棕櫚油、奶油）的確較易使膽固醇升高（包括總膽固醇、高密度脂蛋白膽固醇 HDL-C 及低密度脂蛋白膽固醇 LDL-C），但卻會讓三酸甘油酯降低。很多文獻指出 LDL-C（俗稱「壞膽固醇」）過高會增加心血管疾病風險，但也有文獻發現在血糖低、三酸甘油酯低及 HDL-C（俗稱「好膽固醇」）高的情形下，LDL-C 反有助於健康，降低總體疾病、失智症及癌症風險，並延長壽命[12]。總之，在嘗試生酮飲食前，請務必評估這個副作用，最好先諮詢專業人士。

## 生酮飲食適合每個人嗎？

我親身實行過一年左右相當嚴格的生酮飲食或極低碳飲食。很多人問我：「宋醫師，你推薦生酮飲食嗎？」我的答案是：不推薦，也不反對。

沒有一個飲食法適合所有人，生酮飲食亦然，甚至需要更謹慎。生酮飲食的脂肪量至少 70%，一般的食物組合不易達成，很多人也不習慣吃這麼多油脂。我自己的經驗，發現只要調整醣類攝取量及適當的飲食間隔，例如 211A 餐盤的食物組合及三餐定時，就可以讓你的身體自動進行較多的生酮反應與 β- 氧化，使身體同時善用葡萄糖與脂肪，兩套能量引擎都發揮作用，是最自然的生理運作。

有幾類人不建議採用生酮飲食：

1. **糖尿病患**：請見下文針對糖尿病患者採行生酮飲食可能發生的風險說明。

2. **孕婦**：孕婦是否適合生酮飲食，並無人體試驗結果供參採。事實上，孕婦於第三孕期（懷孕後期）可能自動處於營養性酮態（詳見下文酮酸毒血症部分），這可能因為此期間的代謝狀態以供應胎兒快速發育為主，導致一種特殊的代謝適應。但是研究發現，妊娠糖尿病的孕婦採用低碳生酮飲食，血糖比較容易控制。所以我個人認為，若無特別目的（如控制血糖），孕婦並不需要特別採用生酮飲食。

3. **兒童**：孩子的成長過程需要各類營養，而且代謝機轉大致良好，均衡飲食加上良好的作息，是保持生長發育與健康的最好方法，所以除非患有難治性癲癇，否則不建議採生酮飲食。

4. **肝腎疾病者**：如同前述，有肝腎疾病人士，採用任何特殊飲食，都應該諮詢你的主治醫師或肝腎專科醫師，切忌逕行採用生酮飲食。

5. **心血管疾病患者或高危險群（例如有家族史）**：如前所述，生酮飲食若攝入較多飽和性脂肪（或椰子油、棕櫚油、奶油），比較容易造成膽固醇升高。若有動脈硬化、心肌梗塞、腦中風病史或家族史，建議審慎評估飲食取向。

## 生酮飲食與酮酸毒血症

談生酮飲食似乎不能不講這個題目。首先，如果你沒有代謝性疾病，正確的生酮飲食不會發生酮酸毒血症（ketoacidosis），而是會讓你進入所謂營養性生酮狀態（nutritional ketosis），或簡稱酮態（ketosis）。有些人把 ketosis 翻譯成酮症，我認為有點誤導。

### 1. 營養性酮態與酮酸毒血症的差別

(1) **營養性酮態**：是指身體脂肪穩定分解，產生葡萄糖（經糖質新生）、脂肪酸與酮體，體細胞也可有效利用這些能源，因此血中酮體濃度穩定在 2-6 毫摩爾的範圍，血糖也穩定在 60-90 毫克 / 分升，並且因適當補充水分及電解質，身體維持正常電解質平衡及酸鹼度，這是大部分正常人的狀態 [13]。

(2) **糖尿病酮酸毒血症**：較常見於第一型糖尿病發病時或晚期第二型糖尿病，因為胰島素突然大幅減少或不分泌（缺乏），所以身體突發地無法利用血糖，於是升糖素、腎上腺素等荷爾蒙急速分泌，企圖讓身體動員脂肪分解甚至蛋白質分解，作為能量來源。大量分解

的脂肪酸迫使肝臟進行旺盛的生酮反應，導致大量酮體堆積在血液中，濃度可高達 20-40 毫摩爾。由於酮體都是有機酸，大量堆積的結果，就是身體變成酸性，稱為代謝性酸中毒。同時由於胰島素突然大幅減少或不分泌，發生利尿並失去留鹽作用，水分及鹽分大量流失，加重血液酸性及電解質的失衡，並合併高血糖達 250 毫克 / 分升以上，尿中也可能出現尿糖及尿酮體，身體則會感到暈眩、噁心、嘔吐、全身無力，甚至低血壓休克、失去意識，這就是典型的糖尿病酮酸毒血症（diabetic ketoacidosis，DKA；圖 3），是一種致命性內科急症，通常需要進加護病房治療。治療方案是迅速大量補充水分及電解質，檢測酸鹼值，並且靜脈給予胰島素合併葡萄糖及鉀離子輸液治療，很快就可以緩解，一般一天內就可以離開加護病房。

(3) **正常血糖性酮酸毒血症**：正常人、肥胖人士及較早期第二型糖尿病患者，通常胰島素正常或偏高，極少發生酮酸毒血症。但在極端低碳飲食、生酮飲食時，因為血糖降低，胰島素也會比較低。若此時進行斷食又忘記補充水分及鹽分，或合併服用 SGLT-2 排糖藥物而沒有補充水分，則可能因為血糖偏低，細胞必須維持能源供應，於是身體反應性地分泌升糖素，大量動員脂肪分解，雖然不像第一型糖尿病人產生那麼多酮體，但因為一開始沒有補充水分、鹽分，相對酮體濃度就會偏高達 20 毫摩爾以上，電解質也可能失衡，仍可演變為酮酸毒血症。此時因為血糖不高或正常（低於 200 毫克 / 分升），故稱為血糖正常性酮酸毒血症（euglycemic ketoacidosis, EKA），若發生在二型糖尿病人，則稱為血糖正常性糖尿病酮酸毒

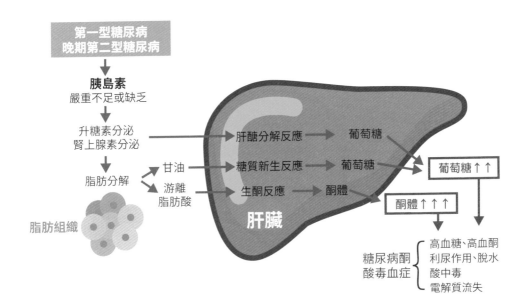

圖 3 典型糖尿病酮酸毒血症（DKA）。較常見於第一型糖尿病人，血糖雖然很高，但因為胰島素不足或缺乏，細胞無法利用血糖，身體立即分泌升糖素及腎上腺素，企圖迅速分解肝醣及脂肪，應負能量需求，但卻造成嚴重酮體堆積，並惡化高血糖，產生酮酸毒血症的各種病生理變化及身體症狀。

血症（euDKA）[14]。誘發原因雖不同於典型 DKA，但病生理機轉幾乎一樣，症狀也類似。治療方面，因為血糖不高，通常只需要補充水分及電解質。另外，狂飲酒而未吃食物、懷孕時不正常攝食，也可能因為血糖突然降低，而誘發大量脂肪分解，形成非糖尿病的正常血糖性酮酸毒血症（圖 4）。

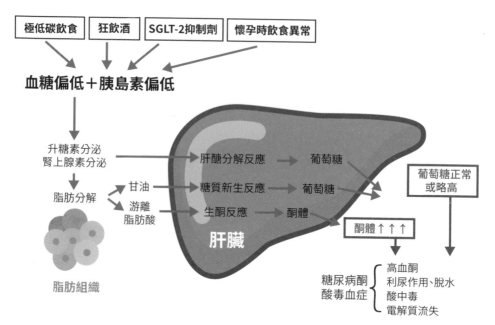

圖4 正常血糖性酮酸毒血症。正常人或無糖尿病肥胖人士，採取極低碳飲食時，若合併發生特殊情形如狂飲酒、服用 SGLT-2 抑制劑（排糖藥）、懷孕時飲食異常，而無補充水分及鹽分，可能會導致血糖、胰島素都偏低，身體仍會啟動救命機制，分泌升糖素及腎上腺素，促使脂肪分解以提供能量來源，進而發生正常血糖性酮酸毒血症。除了血糖正常及誘發原因不同外，其他機轉與糖尿病酮酸毒血症類似。

## 2. 極低碳生酮飲食（VLCKD）會引起酮酸毒血症嗎？
## 酮酸毒血症如何預防及解救？

這個題目是所有生酮飲食者都應該了解的。沒有代謝疾病的正常人採行極低碳生酮飲食（VLCKD），因為身體有正常的維持血糖恆定機能，並不會出現低血糖，也能有效利用脂肪（β- 氧化）及酮體，不會發生酮酸毒血症。這就好像古人類經常缺乏食物或現代人進行清水斷食（幾天沒吃食物、只喝水）、或跑馬拉松時，身體都會產生生酮反應，最高濃

度可達 8 毫摩爾，但絕不致於到達酮酸毒血症的 20-40 毫摩爾。兒童、青少年只要一個晚上空腹，尿中就可能驗出酮體，利用脂肪的能力非常強。而且，當酮體濃度高於或等於葡萄糖時，身體偏向使用酮體（或廣義的脂肪），可能是因為單位脂肪可產生更多能量（ATP），並且產生較少的氧化壓力。

但是有些人的確會進入較高度的酮態（血酮超過 8 毫摩爾），也有些人對低血糖或酮體比較無法耐受，而發生類似酮酸中毒症狀。以下幾個自我診斷、預防及自救方法，提供讀者參考：

## (1) 自我診斷：

- **看症狀**：是否有嚴重口渴、多尿、頭痛、噁心、腹痛的狀況？這些症狀代表脫水、電解質失衡，當然也可能接近代謝性酸中毒。

- **測尿酮**：藥局或網路上有些醫療器材商店有販售尿酮試紙，若酮體明顯升高（通常為深咖啡或深紫色），正常人超過 8 毫摩爾，糖尿病人超過 4 毫摩爾，就可能是高度酮態或瀕臨酮酸毒血症。

- **測血糖**：若血糖正常或偏低，但有以上幾種症狀，則可能是正常血糖性酮酸毒血症（EKA 或 euDKA）。若血糖超過 250 毫克 / 分升，那就可能是糖尿病酮酸毒血症。

- **預防**：平時多喝水，並補充鹽分，水分以每公斤體重 35-40CC 為宜，鹽分建議每 10 公斤體重 0.5-1 公克。例如 70 公斤的人，每天應補充 3000-4000CC 的水，鹽分約 3.5-7 公克。水分、鹽分宜分次適量補充，不要一次大口喝光水，或一次攝取大量鹽分。

## (2) 到院前自救：

　　若症狀明顯，或測到尿酮升高，或即便只是擔心，請立即補充大量水分，30 分鐘內喝 1000-2000 CC 水分，並補充鹽分（約 2 公克）或立即嚼食酸梅、鹽片（通常含有鹽及糖），直到症狀解除。若 30 分鐘內未緩解，立即到醫院急診求助。若測到血糖超過 250 毫克 / 分升，合併上述症狀，那麼除了喝水補鹽，請立即前往醫院急診。

## 3. 糖尿病者請勿採行生酮飲食

　　嚴重糖尿病患者（糖化血色素超過 8.5%）即使平常飲食稍微放縱，例如宴會聚餐攝入太多澱粉、甜食，甚至突然處於巨大壓力（如求職者面試），就有酮酸毒血症的風險。若未經專業指導，逕行採用生酮飲食，更容易發生酮中毒。病史較長（糖尿病超過 10 年）、胰島素分泌量少，或胰島素阻抗嚴重，而且不按時服藥或正在使用 SGLT-2 抑制劑等排糖藥物的糖尿病人士，千萬不要恣意採行生酮飲食或斷食！糖尿病人發生酮酸毒血症時，酮體可能高達 40 毫莫耳，是一般人的 5-10 倍濃度，並且因為胰島素太少，或胰島素阻抗太高，即使僅攝取少量醣類，血糖仍會飆到 300、600 甚至 800 毫克 / 分升（一般人僅有 80 至 100），極可能有生命危險。

　　另外一個酮酸毒血症發生情境是與 SGLT-2 抑制劑的使用相關的。SGLT-2 正式名稱是第二型鈉 - 葡萄糖共轉運子，負責 90% 腎小管回收糖分及鹽分的功能。SGLT-2 抑制劑則抑制了腎小管的這個功能，因此糖分及鹽分會自尿液排出，故俗稱「排糖藥」，是一種新穎的糖尿病藥物，

除了降血糖功效外，還可降低體重、體脂肪，又可以預防心臟衰竭及腎衰竭，臨床療效非常廣泛而優異。但是，臨床研究卻發現 SGLT-2 抑制劑容易誘發第一型糖尿病病人出現正常血糖或高血糖酮酸毒血症。晚期的第二型糖尿病人，與第一型糖尿病一樣危險，因為胰島素也分泌不足，加上嚴重胰島素阻抗，若合併使用 SGLT-2 抑制劑，更不能逕行採用生酮飲食。我個人有些慘痛經驗，這些年一共遇到三位第二型糖尿病人因斷食或採行極低碳飲食而發生酮酸毒血症送急診、加護病房，所以我對生酮飲食持非常謹慎的態度。

## 211+ 生酮飲食的威力：宋醫師的生酮飲食親身體悟

生酮飲食的「低醣、高脂」組合，可明顯降低血糖及胰島素需求，且有良好減重效果，但在第一型或嚴重、晚期第二型糖尿病人身上，可能增加糖尿病酮酸毒血症的風險。所以，現在我所有的糖尿病人都至少保持每餐「一份醣」（約 15 公克淨碳水化合物），算是 211 餐盤中的「211A+ 餐」。

我自己曾經執行了將近一年的極低碳生酮飲食，期間一邊爬文研究各種生酮飲食的文獻，努力吸取學者、專家、倡議者、網紅的生酮經驗，並且一邊感受自己的體感、檢測血糖、血酮、氣酮、尿酮及代謝指標，有很多有趣的經驗，簡要分享如下：

1. **減重、減脂與體型**：不得不說，生酮飲食的確讓我的體重再度減輕，體脂肪更加減少，但我絕不會因此而神話生酮飲食。本來我從 2014 年 2 月 12 日開始執行 211 飲食的時候，體重是 89 公斤，到

了 2014 年 8 月 30 日達到設定的目標 74 公斤，到 9 月 12 日體重繼續降到 72 公斤，之後一直維持在 72 公斤上下。但那段時間，剛好也是生酮飲食非常火紅的年代，2014 年 6 月 12 日的《時代雜誌》甚至以「吃奶油」為封面故事。我則是在 2018 年 10 月起，參考史蒂夫芬尼、艾瑞克魏斯曼等人的著作及食譜，開始執行生酮飲食，大吃紐約客牛排、五花肉甚至直接吃肥肉、奶油、起司夾奶油，也參照戴夫亞斯普雷的防彈飲食，喝起防彈咖啡，自製 100% 的起司蛋糕，也從網路上學到做生酮麵包、生酮甜點，保持一天 50 公克以下的碳水化合物（但保持約 300 公克的大量生菜或燙炒蔬菜）。當然，我也如常騎車、跳尼亞舞，甚至加上 TABATA 等類似高強度間歇運動，並且更規律做重訓。到了 2019 年 3 月左右，我的體重從 72 公斤，竟然不到半年降低到 67 公斤，體脂肪從 20% 降低到 13%。攬鏡自照，雖也覺得有點太瘦了，但是穿上全新小一號的袍子，照張沙龍照，嗯，看著看著，其實感覺挺好的。但是請注意，我的生酮飲食保持了大量蔬菜攝取，並且有規律的運動，非僅高脂食物而已。

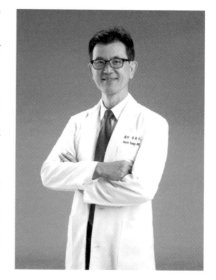

2. **糖醉、糖暈、腦霧與糖毒**：執行標準 211 飲食（211N）期間，我最大心得是對食物重新建立了關係，味蕾宛如從調味料的浩劫中重生一般，可以品嚐到各種食物原始美味，可說是水清新、肉鮮美、菜甘甜、

飯愉悅、果驚艷，甜點更有畫龍點睛之妙，為每一餐畫上完美句點。生酮飲食卻讓我進入全新的篇章！最大的改變應該是對糖的高度敏感，每次偷嚐禁果，吃個麵包什麼的，居然可以頭暈到坐在餐桌上睡著。糖醉的感覺像極了酒醉，先是情緒高張，話聲變大、語速變快，最後居然大舌頭。晚餐若暴食澱粉、甜點，第二天就如在五里霧中，想東說西，連鍵盤都按不準，讓我真正體會「糖中毒」的威力。因此，當 Cofit 線上營養師團隊邀請我一起成立臉書社團時，我便將社團命名為「糖毒勒戒所」，希望能讓「瘦友」們都知道糖對身體綁架的超強毒性，並邀請瘦友分享各自的戒糖之道。

3. **精、氣、神的改變**：網路的生酮社群把生酮飲食描繪得宛如神仙妙藥，說生酮時精神抖擻、氣定神閒，運動耐力也會增加。我的確「有感」，例如生酮狀態時，腦筋的確清楚「一些」，但仔細思量，發現自己除了糖醉的時候（及酒醉時，哈哈），一向腦筋都還好，很難比較。而且我酮體最高時段，通常是在早上喝完防彈咖啡後，一來剛睡醒不久，二來咖啡本來就有提神的效果，所以也很難評估是酮體的效果。其實我後來讀過很多文獻、看過很多視頻、跟很多人交流過，發現任何一個有代謝症狀況的人，肯定其日常飲食生活方式必定出了問題，只要改變成正確飲食，都會改變精、氣、神，不需要神話任何一個飲食法。

4. **不良反應**：平心而論，我的身體沒有顯著的不良反應。有時候我會便秘，但我從小就會這樣。頭皮偶爾會長痘痘，這也是我本來就偶爾會發生的情況。至於口臭、體味……嗯，我本來就是臭男生，現

在除了我老婆，似乎也沒人敢說我臭。至於酮疹，我沒發生過。除了總膽固醇、低密度脂蛋白膽固醇的確升高，其他都還好。

5. 生酮 211：經歷一趟標準生酮飲食，我發現 211 飲食法也可以達到生酮的效果，而且遠比標準油乎乎的生酮飲食容易接受與執行，那就是 211F 及 211K 餐盤，也就是 211 的生酮版，可以當作 211 的短期強效版，頗適合用來突破卡關。211F 或 211K 的生酮比較溫和，可說是「微生酮」，你可以感受生酮的好處，卻因為大量蔬菜、少許水果的攝取，合併大量飲水及適度補充鹽分，可有效預防有些人對酮體的不良反應，並有效預防酮酸毒血症的發生。

最後我要重申，飲食是高度個人化的行為，如果你正受到肥胖、三高等代謝疾病的危害，那麼改變飲食是一個必要策略。至於採取何種飲食法，也要依據自己的環境條件，偏離環境條件越遠，肯定越難長久執行。生酮飲食的高脂肪比例，距離大多數人的環境條件畢竟相對遙遠的。代謝疾病的根本治療在於降低胰島素阻抗，只要正確飲食（並遵從醫囑服用藥物）及改善生活習慣，一定可以逆轉勝，向健康之路邁進。糖尿病人若想採用低碳高脂生酮飲食，一定要在醫療人員監督下進行。本書的 211F 或 211K 是比較溫和但一樣有效的微生酮版本，你不妨先試試。

第二章
# 宋醫師的親身實證 2：
# 211+ 間歇性斷食

近年來，斷食興起諸多討論。我讀了相當多斷食文獻，也親身體驗各種流行的斷食模式，最長達 5 天斷食。在講述前，我先分享我對斷食最重要的心得：

1. 斷食是每個人每天都在做的事，只要你意識到它，結構化的進行，就可以得到斷食的益處。

2. 斷食不只是「不吃」而已，進食窗口的食物內容與進食頻率同樣重要，進食時隨意亂吃，即使斷食時間再長，都會失敗。

3. 斷食不是一個被動、餓肚子的儀式而已，而是一個主動積極的生理信號，誘發複雜絕妙的從分子基因到個體健康的效應。

4. 斷食的主動積極信號，加上 211 飲食法（或任何優秀飲食法）的食物信號，就是一個絕佳的瘦體健身、養生延壽的生活法則。

5. 斷食可以減脂瘦身的原理，不是只有熱量減少（其實不一定會減少），而是加上了對體重有關的荷爾蒙（胰島素、升糖素、生長激素、壓力荷爾蒙、瘦素）及整體身心節律的調節，忽略了這些效應，就辜負了斷食這個有用的技巧了。

6. 斷食成功的要訣，在於斷食的時候要斷得徹底（什麼檸檬水、蜂蜜水、蘋果醋，都是忘不了食物的藉口），吃的時候要「長享受」（拉長用餐時間，細嚼慢嚥，讓食慾中樞的正回饋機制充分滿足，才能避免「腦餓」，導致不自覺的覓食行為）。

## 斷食是餓死還是餓活？

斷食會變成熱門話題 [15]，不只因為它的減重效益，更因為斷食可促進所謂「細胞自噬」，有抗老回春的效應，研究細胞自噬的日本學者大隅良典還獨得 2016 年諾貝爾生理或醫學獎 [16]。但「斷食」也備受爭議，很多人一聽到「斷食」會立刻聯想到「絕食」，覺得那豈不是要走向死亡之路？其實斷食不但沒有這麼可怕，而且比你想像的簡單。

斷食自古即普遍存在宗教儀式中，甚至醫療上。西醫之父希波克拉底 2000 年前就發現斷食可治療兒童癲癇。遠古時期人們也並非每日三餐，甚至吃了這一餐，可能要隔一兩天才能吃到下一餐。一段時間不吃東西就是實質意義的斷食。

漢代以前，人們在上午食用「朝食」，黃昏或夜晚時食用「膳」或「夕飯」，到唐宋才出現「午餐」。古羅馬人也主要吃兩餐，上午食用較輕便的 prandium，相當於現在的早午餐，另一餐在傍晚或日落後，稱為 cena，是一日主要餐點。農民和奴隸等較低階層的人可能一天中吃多餐，但食物簡單，有什麼吃什麼。中世紀的英格蘭，主要餐點通常是在中午，稱為 dinner，近晚上進食較簡單的 supper，早餐不常見，在宗教齋戒日子則略過早餐，只有老人、孩子、勞動者或病人才吃早餐。中世紀的法國

人也只吃兩餐，中午吃 dîner，傍晚或晚上吃 souper，僅勞動或有特殊需要者進食早餐。北歐維京人則在 dagmal（日餐）和 nattmal（夜餐）外，可能有輕餐或零食。總之，從人類飲食歷史來看，三餐「制」是工業革命後，人們生活方式和工作時間變得更規律，才逐漸普及化的。至於現在零食不斷的狀況，顯然是近代食品工業日益猖獗的商業操縱結果。

斷食的英文叫做 fast，英文的早餐，或說睡醒後的第一餐叫作 breakfast，即「打破斷食」。所以我們其實每天都在斷食，每天在做的事情怎麼會可怕？我剛開始實行間歇性斷食時，身邊的人大多感到質疑，覺得間歇性斷食太過極端、宛如異端邪說。但我為了改善患者健康，自己嘗試了這個飲食法，也推薦一些患者採用，經過這幾年來的執行後，不僅看到患者血糖值大大改善，我自己也有很好的經驗。

有些人實行 211 飲食減重時，剛開始有效，時間一久卻卡關了。這就是我常說的，「沒有一個飲食方法或減重策略適合所有人」，人體有一個非常強大的「代謝適應」機制，任何一個飲食法在執行一段時間後若進入撞 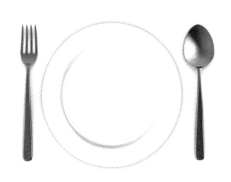 牆期，一定要檢視並調整飲食的策略，其中間歇性斷食就是突破減重瓶頸的好方法。間歇性斷食期間雖然會感覺餓，但絕對不會死，甚至會活得更好！

# 餓活：斷食不只減重，還能長壽又健康

研究發現，斷食不但利於減重，而且有健身自癒、治病延壽的功效！以前我們聽過希波克拉底說「飲食就是良藥」，或者中醫說的「藥食同源」，還有營養家最喜歡的「you are what you eat」，現在我們更知道，原來有技巧的「不吃東西」竟然是更厲害的良藥，會促發許多強而有力的生理機制，而不是被動的飢餓反應或代謝適應！

## 斷食降低老化現關死亡率與總死亡率

2019 年 12 月《新英格蘭醫學期刊》（NEJM）一篇系統分析，回顧近300 篇論文，發現斷食從分子基因層級，到細胞生理、乃至對整體生物的效應方面，都使身體朝健康的正向發展。在此之前有許多研究，發現從酵母菌到哺乳類，限制熱量是最有效的延壽方法 [17]。

其中一個長達 30 年熱量限制的靈長類動物追蹤研究發現，長期減少30% 熱量攝取的猴子，比吃飽飽的對照組更健康、少病，長壽。這個研究來自威斯康辛大學，以恆河猴為對象，猴子剛成年（約 10 歲）就分成兩組，一組任意取食，另一組限制食物在比隨意組少 30% 的熱量，一直追蹤到動物死亡。結果發現，任意吃的猴子老態龍鍾、毛髮稀疏、皮膚發炎、臉上多皺紋，且背脊彎曲（圖 5 a，b）；反觀同齡的限食組猴子，毛色豐潤、背脊

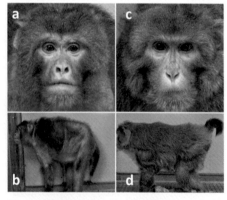

圖 5 成年期減少 30% 熱量攝取 30 年的外觀變化。a、b 為任意取食組，c、d 為限食組，熱量限制比任食組低70%。

挺直，神采奕奕（圖 5 c，d）。

　　分析牠們的老化相關與所有原因死亡率（圖 6），發現二組在 20 歲之前差異不大，但在 20 歲（食物介入 10 年後）後出現顯著差距，任食組（圖 6 紅色曲線）老化相關死亡率快速增加，約 30 歲時僅 20% 猴子存活，但限食組還有 60% 存活，存活率約達 3 倍差異。全疾病死因也類似，30 歲後任食組不到 20% 存活，限食組則還有近 40% 存活。換言之，限制飲食約 10 年後就可以看出差異，而且其差異就是死與活。你覺得這是餓死，還是餓活？

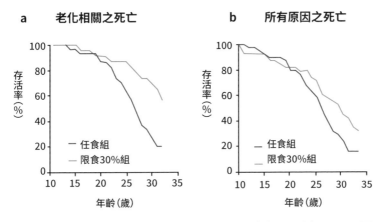

圖 6 成年期減少 30% 熱量攝取的老化相關死因（a）及所有原因死因（b）效應。紅色曲線為任食對照組，黑色曲線為限食實驗組，任食組死亡年齡顯著提早。

　　當然，這種實驗在人類很難實踐，一來沒有年輕志願者可以忍受長期 70% 熱量限制的飢餓（中國人的「七分飽」只是說說而已？），二來無研究單位可負擔如此長期的人類研究經費。但是有一個稱為生物圈 2 號（Biosphere-2）的先進實驗，卻讓八位研究人員意外地進行了兩年的限

食實驗。原來這個生物圈實驗是要測試一個封閉生態環境的永續能力,以期在外太空探索時使用。但生物圈 2 號的食物產量估算錯誤,導致八名研究人員不得已只好限制熱量在 70% 正常量。八人中剛好有一位是病理學家,名叫羅伊沃福(Roy Walford),本來就對熱量限制與健康的關係有興趣,因此追蹤分析了八個人的一些代謝指標,結果如下:

1. 空腹血糖顯著降低,葡萄糖耐受改善。
2. 白細胞總數和其他血液學參數顯著下降。
3. 總膽固醇、低密度脂蛋白膽固醇和高密度脂蛋白膽固醇均顯著降低。
4. 收縮壓和舒張壓顯著降低。

以上這些數據只來自八個人,且未正式發表,無法做太多解讀,但以我的臨床經驗來看,第 2、3 項結果與總營養素的攝取減少顯著相關,尤其膽固醇系列全部降低,未必是件好事。沃福醫生的外型,當然有明顯變化,他自覺逆齡回春,你自己判斷好壞(圖 7,取自網路):

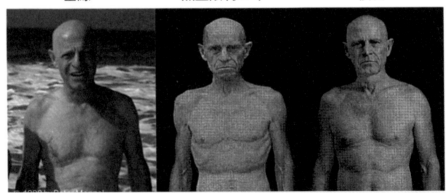

基線　　　　　熱量限制 2 年　　　　　復食

圖 7 羅伊沃福醫生的生物圈 2 號之旅。兩年意外的 30% 熱量限制飲食,圖左為實驗前,圖中是剛經歷兩年限食,圖右是復食後。

其實前述那篇 NEJM 文章的一個重點，是說熱量限制在動物實驗所發現的健康效應，一直很難在人類中再現的原因，是因為動物進食行為不像人類，人類的 30% 熱量限制飲食是進食三餐或少量多餐，餐餐都有點餓肚子，但是動物卻大多一次性進食或只在特定時間進食。

這種進食頻率的差異，被某些學者注意到了，並認真設計飲食計畫，在人群中進行試驗。其中一位就是提出「限時進食」（time-restricted feeding；TRF）的沙克生物研究中心的節律生物學教授薩辛潘達（Satchin Panda）。潘達先在加州聖地牙哥地區進行小型社區實驗，以智慧型手機 APP 提供飲食指導與紀錄工具，讓居民不改變原來的食物，只要求在 10-11 小時內完成進食，16 周後發現參與者都減輕了體重（平均 3.27%，主要減少的是體脂肪，尤其是腹部脂肪），代謝指標（血壓、血糖、血脂肪）均改善，平均減少 8.6% 的熱量攝取，但主觀飢餓感反而減少、活力增加、睡眠改善。

試驗結束後一年隨訪追蹤，潘達驚訝的發現，九成參與者仍繼續維持「限時進食」，因為他們覺得這樣吃很「wonderful」。這給潘達極大鼓舞，陸續進行了一系列限時進食的深入研究，肯定了限時進食的長期可持續性與對健康的好處[18]。

限時進食與間歇性斷食在科學研究上幾乎是等意詞，你若以這兩個關鍵字查詢美國國家醫學圖書館的公開資料庫（PubMed），查到的文獻幾乎完全重疊，而且數量豐富，是一個極受重視的研究議題。但因篇幅關係，我們只在這裡把最重要的發現與讀者分享。

## 健康及抗壓能力提升

間歇性斷食的食物總攝取量會減少，「沒有營養素降低」變成一個主動訊號，神經內分泌信號系統也被斷食行為啟動，這些信號讓體細胞開啟氧化還原反應（❶ NADHDNAD）、能量驅動的激酶系統（❷ATP：AMP），接著能量代謝機轉改變（❸AcetylCoA:CoA，乙醯輔酶 A 與輔酶 A 間的快速轉換），進而啟動細胞核內一系列的基因表達（❹ 細胞核因子），並且抑制 mTOR 這一個重要的調節細胞生長、分化、凋亡、腫瘤血管生成與老化機制激酶系統（❺，譯名為難懂的「雷帕霉素靶蛋白」），使細胞年輕化、防癌化（圖 8）。

最後，這些訊號會促使細胞更新、調節脂肪代謝有關的基因表現（FOXOs 等基因轉錄因子），從細胞質內信息路徑、粒線體內的代謝與氧化壓力因子，以及細胞核內的基因表現調控廣泛作用，在細胞層次的體現，就是抗壓力、蛋白質穩定度、細胞自噬（胞器更新）、脂質代謝、粒線體再生、細胞存活率皆上升，對個體而言，斷食是健康和抗壓能力都上升！

## 進入生酮狀態

斷食會產生上一章描述的生酮反應，但上一章是以生酮飲食迫使身體燃燒脂肪而生酮，許多運動選手以生酮飲食來突破原本限制，締造更佳成績。斷食不同於生酮飲食，但較長時間不進食，胰島素下降，血糖降低，誘發升糖素分泌，分解體內的脂肪來提供能量，自然就有了生酮反應。

如圖 9，斷食促進脂肪分解（❶）為游離脂肪酸（❷），進一步在肝臟代謝為酮體（❸ 到 ❻），成為斷食期間大腦（❼）、心臟（❽）與肌肉（❾）的主要能量來源，並在腦部發生多種反應，例如生成 BDNF 神經傳

導物質、增加突觸可塑性、產生新的神經元。每天使用腦部時，許多神經元會氧化瀕死，在斷食的過程中則能得到新生，是不是很神奇？

　　生酮是可以自然產生的生理反應，斷食的時間越久，生酮反應就越明顯，若能達到 24 小時斷食，就一定會生酮。不用吃生酮飲食，吃 211 的精準控糖燃脂飲食（如 211F 或 211P）也可以生酮，稱為「營養性生酮」。

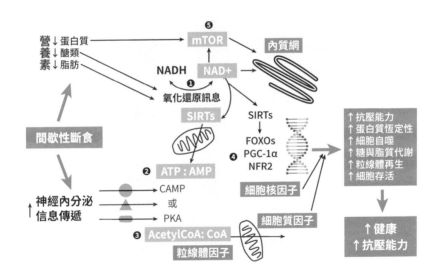

圖 8 斷食對於細胞功能調節的可能機制。斷食不是被動的不吃東西，而是積極的生物信號，誘發一系列細胞生理反應及基因表達（❶ 到 ❺），最重的體現是提升了細胞的抗壓能力、蛋白質恆定性、細胞自噬力、糖與脂質代謝、粒線體再生與細胞存活能力，在個體的表現上，則是提升整體健康與抗壓能力。

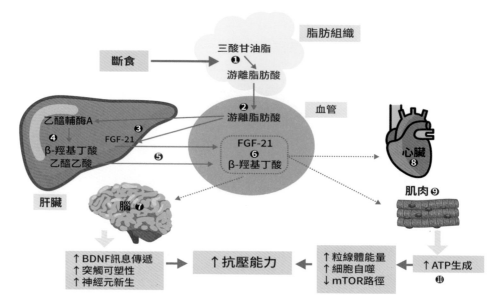

圖 9 間歇性斷食的代謝變化與效應。斷食自然會產生生酮反應（❶ 到 ❻），酮體可為大腦、心臟、肌肉（❼ 到 ❾）使用，產生許多對健康有益的效應（❿）。

## 細胞自噬、回春、抗衰老

人體能量代謝主要在粒線體進行，平常以燃燒葡萄糖為主。葡萄糖代謝會產生很多自由基，形成氧化壓力，易造成組織結構及基因傷害，導致老化或癌化。以酮體為燃料時，相對產生較少自由基，細胞的氧化壓力減少，老化趨勢或癌化風險也減少。另外就是斷食促使 mTOR 下降。mTOR 是一大團塊的細胞分子，控制細胞的生長和分化，mTOR 活躍會促使細胞生長，所以我們從事增肌訓練時，希望 mTOR 活化，但是長時間活化 mTOR 卻又會加速老化，適時降低 mTOR 則有助於細胞回春。你會發現，善用進食內容（例如 211）及斷食技巧，可以增肌，又可以延壽、抗衰老，你怎能不愛上這種有用的武器呢？

　　另一個很重要的作用，是斷食會啟動「細胞自噬」作用，飽食終日反
而抑制這種作用。細胞自噬作用可讓細胞把日常生活中損壞的胞器（細
胞內的小功能體）分解並重新生成，例如粒線體（細胞的能量工廠）、
內質網（細胞內部的運輸網絡）、過氧化酶體（與解毒、脂質及胺基酸
代謝、尿酸代謝，各種胞內中分子合成有關的多功能胞器）、溶酶體（分

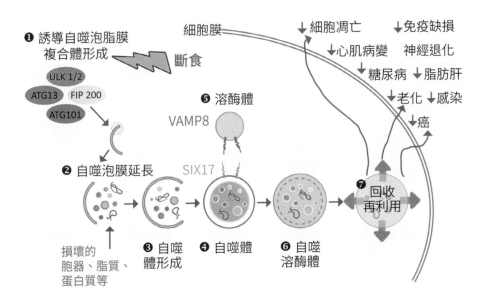

圖 10 間歇性斷食誘發的細胞自噬 Autophagy，具有多重生理病理功能。斷食是一個
　　　主動信號，誘導了自噬泡脂膜形成（❶），泡膜逐漸延長（❷、❸），將損壞
　　　的胞器、脂質、蛋白質等打包，形成自噬體（❹），透過自噬體與溶酶體（❺）
　　　上的信號分子（VAMP8、SIX17），二體融合成自噬溶酶體（❻），將打包的
　　　損壞物質分解回收再利用，讓細胞更新。此一機制對個體產生各種益處，包
　　　括防止細胞凋亡、免疫缺損、心肌損傷、神經退化、糖尿病、脂肪肝、感染、
　　　老化、癌等。
　　　圖片來源：https://www.novusbio.com/research-areas/autophagy/signaling-pathway

解吞噬物或胞內廢物）、核糖體（蛋白質合成）等胞器，甚至 DNA 都會得到修復，所以斷食就是細胞更新的過程（圖 10）。

## 神智更清楚，思慮清晰

斷食可以使身體進入生酮狀態，進而穩定神經系統（例如減少癲癇發作），提升認知能力（改善失智症症狀），讓情緒穩定、神智更清楚（改善躁鬱症）。即使在正常人，研究也發現斷食產生的酮態有穩定情緒、提升認知能力的效果。

斷食後身體習慣使用酮體，若突然大量吃糖，則會出現「糖醉」，感覺頭昏腦脹，甚至嚴重到想吐。覺察這一點，斷食後復食切忌攝取大量澱粉，應以蛋白質、蔬菜為主，澱粉少量即可，使胰島素緩速上升，成為刺激肌肉生長的「生長激素」，而非刺激脂肪合成的「致肥激素」。此時 mTOR 也會被活化，經過修補的細胞也會生長，而不是老化；更新後的粒線體，具有更高的代謝率。細胞整體更新，身體的可塑性增加；大腦經過整補休息，本來難解的數學題都算得出，困惑的人生難題突然頓悟！（傳說釋迦摩尼與耶穌都經過斷食，才變成佛神。）

## 改善三高

當習慣斷食，就會完全適應這樣的頻率，胰島素敏感度會大幅增加。原來肥胖或有糖尿病的人，血糖會變得比較好控制、自律神經也會更穩定。脂肪代謝會加強，不容易堆積脂肪。同時腸道菌叢會變健康，發炎反應降低，甚至很多人的血壓也開始降低、血脂和尿酸都變正常了！因為代謝變好了，身體的韌性、體適能、疾病抵抗力通通會增強。

## 常見的有效斷食法

斷食要多久才有效？如果晚餐 8 點吃完，隔天早上 8 點才吃早餐，中間間隔 12 個小時不吃東西，是不是「有效」的斷食呢？12 個小時斷食，事實上只是「正常生活」的飲食，但如果你是個作息不定、飲食紊亂、零食不斷的人，那麼，你只要開始嘗試把多餐不定時，改成三餐定時定量，即使只有 12 小時「斷食」，也可以看到顯著瘦身及健康的效果。事實上，從科學上的「斷食定義」來看，三餐定時定量，就是最基本、簡單的間歇性斷食！

如果你平時不吃零食，但因為各種原因不定時進餐，那麼，12 個小時的斷食讓你把生活作息正常化，對健康肯定還是有益的，但大概無法明顯減重及改變體態。根據研究，斷食須達 14、16、18，甚至 20 個小時，才有效果。斷食方法很多，簡單列舉常見的四種如下：

### 5/2 輕斷食

這是由英國醫師麥克・莫斯里（Michael Mosley）所創的一種間歇性斷食法，作法是一周內任選 5 天正常飲食，2 天為「輕卡日」，在輕卡日只攝取平常日三分之一或四分之一的熱量，大約是男性每天 600 大卡，女性每天 500 大卡，並建議以攝取蛋白質、低醣、高纖蔬菜水果為主。這種方法適合假日喜歡待在家裡、晚起的人，可以選擇周末兩天少吃。但我個人不推薦這種斷食法，因為兩天吃少一點，飢餓的情況下容易想吃澱粉，胰島素仍然會上升，而且如果其他五天內不節制的亂吃，和兩天少吃點所減少的熱量根本不成比例。

## 隔日斷食法

隔日斷食法（Alternate Day Fasting；ADF），顧名思義，就是一天吃、一天不吃。結構性的定義，吃東西那一天可以自由進食，稱為「盛宴日」；不吃東西那一天，就進行極度熱量限制或完全斷食，稱為「斷食日」。某些 ADF 版本允許斷食日攝入多達 500 大卡，但大多建議完全避免固體食物。在盛宴日，通常允許吃任何東西，不需計算卡路里。

## 延長式斷食法

如果今天早餐吃了之後，到明天中午才吃下一餐，就有 36 小時不吃東西，或是昨晚吃了，今天一整天都不吃，直到明天早餐才吃下一餐，大約就是 48 小時斷食。有些人甚至做到 72、96、120 小時的長斷食，更有些宗教儀式，或做到超過二周甚至更長時間的斷食。長斷食期間，當然允許水分、茶、咖啡攝取，有些方法建議大骨頭熬的湯，甚至允許喝蔬菜汁，但大部分長斷食法都建議補充鹽分。

我自己嘗試過五天 120 小時長斷食，感覺並不舒服。我也不鼓勵大家一開始就進行這種長時間斷食，做任何事都要循序漸進，且要有正確的心態及觀念，若身心未準備好就貿然執行，不僅容易失敗，還可能出現不適症狀。

## 間歇性斷食或限時性進食

最近比較流行的間歇性斷食法，是把一天不吃東西的時間拉長，限定在固定的時間內進食，故又稱限時性進食。

　　一天 24 小時中若 16 小時不吃東西，吃第一餐跟最後一餐的時間距離 8 小時，這 8 小時稱為「可以吃東西的窗口」（Eating Window；或譯為「進食窗口」），這就是 168 斷食法。若縮減為 6 小時吃東西，18 小時不吃東西，就成為 186 斷食法。同理，也有 204 斷食、222 斷食，等於是一天只吃一餐。

　　168 或 186 斷食非常容易執行，適合生活規律的人。特別是忙碌的上班族，在匆忙的早晨不吃東西，或只喝一杯黑咖啡／純茶，將早餐延至中午再吃即能達成。僧侶常有過午不食的習慣，只吃早、午餐，也是一種每日的間歇性斷食，只是現代人較常在晚餐時間有社交或家庭生活需求，過午不食有時候比較不方便。

　　在所有的斷食法中，我最推薦 168 或 186 間歇性斷食，理由很簡單：第一，大部分人其實輕易可以跳過早餐不吃，然後只吃午、晚餐，你只要掌握午晚餐的時間，例如午餐 12 點吃，晚餐 8 點或最遲 8 點半前吃完，這樣就是最簡單的 168 斷食，如果把晚餐提前到 6 點吃完，那就是 186 斷食。第二，如前所述，無論中外，古人就是這樣吃的，我們的基因裡就有這樣吃的能力。168 或 186 間歇性斷食，對入門者來說，真的是最簡單、最容易成功的方法。

## 執行斷食的正確觀念

　　雖然簡單，但採行間歇性斷食也勿太過隨意，今天 168、明天 186、後天 231，身體對於不規律進食，會自然激發防衛機制與代謝適應，反而變成超級儲存機器。斷食法其實像行軍布陣，必須動靜有節，隨意變

動的斷食頻率等同於三餐不繼的饑荒，身體會一定有不良反應。

很多人在進行斷食時，擔心自己忍不住偷吃東西，會不會前功盡棄？答案是：YES 及 NO。

斷食不是上級交付的任務，非得使命必達；斷食也不是理髮，非得剪完，否則見不得人；斷食更不是政治秀，要擔心媒體隨時爆料。如果你的生理和心理沒準備好，真餓得受不了，**那就吃吧！**這不犯任何法律或飲食規定，除非你是參加某些極端斷食的團體或營隊，那是你自己花錢買罪受。斷食的飢餓感一定要維持在可控範圍內，你已經知道長期飢餓會引發代謝適應，降低代謝率，而強烈的飢餓是一種生理折磨，產生情緒壓力及壓力荷爾蒙釋放，造成脂肪堆積，惡化胰島素阻抗，所以太餓就請你毅然決然中止斷食，吃對、吃飽，然後跟自己講好，我忍不住飢餓，吃了這一餐，是因為還沒準備好，現在我準備好了，要再一次挑戰斷食。斷食應該是你的幫助，千萬不要讓它變成干擾、壓力。身心都準備好，斷食是非常簡單的事。

## 禁食時間不是愈久愈好

長斷食從不是一座你必須攻克的山頭。在我們的糖毒勒戒所粉絲頁中，偶爾可以看到瘦友很想拉長禁食的時間，或因為看到其他人做到204、231 甚至三日、五日長斷食，而覺得對方「很厲害」，想要仿效。事實上，每個人的身體狀況不同，不是每個人都可以或必須達到長斷食才有效果或比較厲害，更不是每個人都適合長時間禁食。禁食從來不是時間愈長，效果就愈好。飲食策略重在能夠長期執行，只要能長期持續「正確的 168 斷食」，就能對健康和減重產生良好的效果。

## 進行間歇性斷食的運動與進食配合

如 Part 1 所述，長期低熱量飲食將導致代謝率變慢。有人擔心，斷食是否也會降低代謝率？斷食期間是否可以運動來保持甚至提升代謝率？斷食期間運動會不會發生低血糖風險？執行斷食法的進食窗口與運動如何配合？

首先，研究發現，斷食期間消耗的熱量和無斷食期間是一樣的，甚至斷食期間代謝率反而稍微增加。保持活動對於減重或健康很重要，但結構式的運動未必是減重的要素，斷食期間也不需要特別的運動來保持或提升體代謝率。

初次斷食時不建議太高強度的運動，因為身體還沒準備好，一次做一件事情，不要給自己太多壓力。但習慣之後，你不但可以、我也推薦你應該要運動、健身，包括任何你平常規劃的運動，這樣做可以更增強減重和增肌的效果。

在較長斷食計畫期間的進食與運動時間，不用特別改變，只要在運動前後正常進食就好。吃的內容正確、用餐時間固定、安排時間運動，一切如常，彼此並無影響。如果運動時間排在「斷食窗口」，就算覺得餓也不用吃東西。有計畫的斷食是安全的，確實執行飲食策略，非進食時間就不要進食。

糖尿病友反而要注意的是用藥種類與時間，斷食窗口內進行運動，血糖的變化比較大，糖友因為胰島素阻抗較強或胰島素分泌不足，加上有些藥物會影響胰島素的分泌或肝醣的分解，請務必諮詢專業醫師。

# 哪些人不適合斷食？

如果有在服用降血糖藥物，一定要和醫師諮詢後，再考慮是否斷食。因為降血糖藥物基本上都會提高胰島素，如果完全不吃東西可能導致低血糖。

年紀過大的人不建議隨意斷食，可以先跟醫師討論，若評估過後覺得條件許可，再進行斷食。兒童正處於發育期，斷食可能導致生長遲滯。而孕婦斷食或許對自己不會有影響，卻可能讓寶寶生長產生問題。

除此以外，大部分人適合斷食，但一定要循序漸進。

## 斷食後身體出現異常反應，怎麼辦？

斷食後如果身體出現異常反應，皆建議就醫。

曾有瘦友反應「不吃早餐一星期後，晚上出現心悸、心跳加速的狀況」、「斷食後月經提早來，超過原本預期的血量」、「斷食後覺得胃痛、胃食道逆流」……不管出現哪一種狀況，皆屬不正常，請儘速就醫。

正確的斷食並不會讓身體出現這些不適症狀，通常是身體其他器官或系統出了問題，需要進一步檢查並治療。至於胃痛、胃食道逆流，更有可能是因為飲食內容錯誤所導致，與斷食並無關聯。

進行任何飲食改變，若懷疑出現的症狀與飲食有關，請立刻中止；斷食也是一樣，如有懷疑，請中止斷食。若中止飲食法或斷食後，症狀依舊存在，那就可能不是飲食法或斷食的問題，請就醫求助。

# 為什麼斷食後空腹血糖變高？

這現象可能代表有些胰島素阻抗。

斷食期間血糖一般都會穩定在 60-90 毫克 / 分升的「基礎值」內，保障如紅血球等依賴血糖的細胞需求。但有些人禁食時血糖反而會略高，這可能是斷食時代謝適應的荷爾蒙自然反應，包括升糖素、皮質醇、生長激素和腎上腺素的分泌，都會刺激肝醣分解或糖質新生（主要從脂肪分解而來），從而導致血糖升高。一般時候，基礎胰島素的分泌都可與這些荷爾蒙達到平衡，但有胰島素阻抗的人，胰島素的作用就相對較低，因此血糖略高。

初次進行斷食的人，可能有些壓力反應，導致皮質醇和其他壓力荷爾蒙增加，致使血糖升高。

部分糖尿病患者的血糖調節機制不健全，胰島素阻抗加上胰島素分泌不足，可能會發生所謂索莫基效應（Somogyi effect），也稱為「反彈性高血糖」，這主要是夜間血糖下降太多，身體反應性分泌腎上腺素，故而血糖升高，卻無法分泌足量的胰島素維持血糖水平。

除了三餐定時定量這種最簡單定義的間歇性斷食外，任何人進行加強版的斷食前，都請先評估自己的身體狀況，若有疑問，請諮詢專業人士。進行中，若有不適或任何疑問，請中止斷食（記得，這不是膽小也不是違規）。如果經過專業諮詢，確定了身體狀況可以進行斷食，那麼無論你的血糖升高是上述哪種原因，都不需要太擔憂。斷食作為一種飲食治療方式，繼續執行一段時間，一定會看到進步的。

## 斷食時常犯的錯誤

斷食有些迷思、地雷，包括很多學者、論文都以錯誤方式進行「斷食」研究，網路上更多似是而非的講法。在這裡我把最常見的錯誤簡單列舉：

1. **在進食窗口任意吃**：很多執行 168 或 186 間歇性斷食的人，誤以為在 6 或 8 個小時的「進食窗口」，可隨心所欲亂吃、大吃或不斷地吃，這是絕對錯誤的觀念。進食窗口保持健康飲食，才會有效。若能採取 211 來搭配，效果更佳。

2. **把三餐份量濃縮為兩餐或一餐來吃**：長時間不進食，卻在短時間內攝取大量食物，對消化道將造成很大負擔，消化也將不夠完整，其中醣類消化速度快，吸收也快，又刺激大量胰島素，如果集中時間大量攝取，勢必加速脂肪合成，甚至堆積在肝臟。而蛋白質、脂肪反而無法完全消化，導致全日蛋白質攝取量不足，反而容易造成肌肉流失。未消化的脂肪進入大腸，也會破壞腸道菌相。另外，集中一餐大吃，把胃納撐大，會讓你更容易感到空腹時的飢餓，導致更難持續斷食計畫。

3. **不餓就不吃，餓到受不了才吃**：斷食是一個有規劃的策略，是飲食內容、進食節奏與生理學反應的交響曲，不是隨機應變的即興曲。到了該吃的時候還不餓，通常表示你上一餐吃太多。餓到受不了才吃，一定會造成進食韻律的混亂。飲食不定時、不定量，身體在這種情形下，必定產生保命的防衛機制，進入饑荒模式，降低代謝率，快速增加脂肪儲存，反而越斷食越胖。

4. 吃錯東西：有些斷食者認為，既然斷食，就是減少了熱量攝取，那麼只要算好熱量即可，吃什麼都沒有關係。這是很多堅持「減肥鐵律就是創造熱量赤字」者的最大迷思。我不反對「減肥必須能創造熱量赤字」，但是更多證據顯示「創造熱量赤字未必能減肥」，其中一個迷思就是節食或運動後的食物組合。斷食後，身體處在高度吸收狀態，這時只要稍微應用 211 的「水、肉／菜、飯、果」口訣，就可把斷食變成高效的燃脂策略。若這是快速攝取純碳水化合物（如一整條吐司、一大盤義大利麵、一整袋炸薯條或一個黃金地瓜），絕對是個災難。

無論是哪一種間歇性斷食法，還是要選對的食物、份量搭配也要符合 211 餐盤的比例。只要每餐遵照 211 飲食法，就能吃飽，間隔的時間不會想再吃其他東西。不要為了控制熱量而少量多餐，否則反而容易胖。

此外，學會與身體對話。斷食的時候不要想著「現在開始要挨餓了」，而是讓身體了解：「現在體內的胰島素在下降，升糖素開始上升燃燒脂肪了！」如此一來，即能享受身心都健康的斷食過程。

## 斷食時如何吃

### 除了水和無糖茶／咖啡之外，任何食物都不要吃

斷食期間我最鼓勵喝水，水裡可以放檸檬片，但不加最好。如果你可以忍受空腹喝咖啡或茶，也可以喝黑咖啡或純紅茶／綠茶。但不要得寸進尺，其他所有飲品只要裡面含有物質，喝了就導致血糖上升，進而中止斷食，所以：

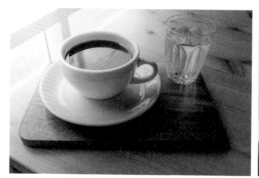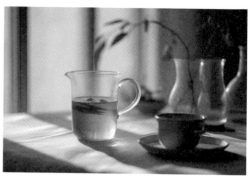

斷食時只能喝水、無糖咖啡、無糖茶。

　　豆漿（無論有糖或無糖）、牛奶、燕麥奶都不行。當然，拿鐵咖啡、奶茶……只要有加料的，都不行。

　　果汁不行：無論市售或自己以新鮮水果攪打或壓榨的，都含有果糖、蔗糖，都是炸彈。

　　防彈咖啡不行：裡面含有脂肪，雖然比較不引起胰島素反應，但畢竟是「熱量」，是「巨量營養素」，喝下去就不是斷食了。

　　零卡可樂／汽水不行：雖然不會增加熱量，但是甜味劑一則惡化胰島素阻抗，二則身體不是只有舌頭有甜味的味蕾，研究發現腸道黏膜、胰臟、心肌，甚至呼吸道，都有甜味接收器，所以零卡甜飲仍然會刺激身體對甜味的反應，破壞斷食的有意機制，並且會增加我們對糖的依賴性，永遠無法擺脫糖癮。

## 保健品可以吃

　　保健品不算食物，只有微量的胺基酸或礦物質。研究發現，肥胖的人身上缺乏大量維他命 C、D3，所以可以適當補充保健品。

## 禁食期間多喝水，補充海鹽或岩鹽

　　胰島素會留住體內的糖、水、礦物質，一旦禁食胰島素就會下降，身體會排出大量的水和鹽。所以禁食期間一定要多喝水、補充鹽，可進食的時間也可以喝自製的大骨高湯，因為高湯會燉出骨髓中的礦物質。

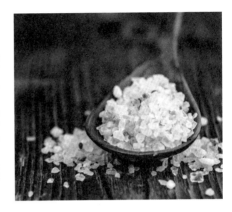

## 斷食結束後如何復食

　　間歇性斷食成功的關鍵是進食頻率與食物內容的掌握，沒有復食問題。執行延長式（如超過 48 小時或更長）斷食的人，恢復進食時，就有些要注意的事項了。

　　復食兩大關鍵：（1）緩慢進食，（2）均衡飲食。

　　復食不須刻意吃得很少，正常的量就可以。復食與執行飲食法一樣要注重營養素比例均衡，我認為 211 仍是最適合復食，也最容易執行的飲食法，但請務必慢慢吃。本書把 211 飲食法做了很多彈性變化，包括 211A（減醣）、211F（高脂）、211K（生酮）、211P（高蛋白），甚至還有 211V（素食）、211C（高碳低脂）、211M（地中海）、211D（得舒），應該可以滿足各種身體狀況的需求。由於每個人胰島素阻抗狀態不同，胰島素的反應也不同。根據個人體質減糖或減脂，才能拉長胰島素降低時間，讓升糖素作用時間拉長，分解更多脂肪，達到減脂的目的，而且這種減脂策略，通常都是減少內臟脂肪或腹部脂肪，可有效減少腰圍。

有的人在長時間未進食後，復食時可能會下意識地吃得比平常多。多吃一些是可以容許的，但不要狂飲暴食，因為長時間的斷食（如超過五天）後突然吃下大量食物，尤其是高碳水化合物食物，有可能出現「再進食症候群」，發生致命的低血磷酸症，合併鉀離子及鎂離子等電解質不平衡，以及體液的失衡。這是因為斷食期間，身體的能量轉以脂肪代謝，甚至部分蛋白質分解（以進行糖質新生）為主，這期間胰島素降低，升糖素升高，身體的磷被細胞消耗殆盡。復食若突然大量攝食，或攝取高量碳水化合物，使胰島素快速升高，也驅使身體的能量代謝快速轉為糖代謝，進行大量的氧化磷酸化機制，於是血中磷酸快速進入細胞，使斷食期間原本已經偏低的血磷濃度變得更低。磷酸是身體所有細胞都需要的物質，血中磷酸不足將導致細胞失能及多重器官衰竭，嚴重時將致死。傳說唐朝詩人杜甫一生貧困，晚年經歷水災，連十日沒東西吃，一個員外救了他並請他吃大餐，結果杜甫就撐死了。若此傳言屬實，那麼我推測他不是撐死，而是再進食症候群導致電解質不平衡而死。

## 我的積極斷食法

我在剛開始進行 211 飲食法的頭幾年，幾乎是儀式性地堅守三餐定時定量的「準則」，每一餐都親自細心準備，這樣做可算是一種「正念飲食」（mindful eating）。但自從間歇性斷食大夯，我自己親身嘗試之後，發現運用斷食、進食窗口的調節、飲食內容的掌握，以及運動形式、強度與頻率的執行，體重控制可謂「胖瘦自如」。

本節所說的各種斷食法（其實只是斷食窗口的不同，包括 5/2、

168、186、204/222，到隔日、36 小時、48 小時，乃至五日斷食），我全都執行過。最後我發現一日二餐，不管是 168 或 186，最容易執行。我在網路影片上分享過五日長斷食的日記與心得，你上網鍵入我的名字加上五日斷食，就可看得到。基本上，我覺得五日斷食不是一個愉快的經驗，若不是有特別的理由，我不建議讀者嘗試。

我現在每天吃兩餐（2MAD=two meals a day），一個星期中有兩天只吃一餐（OMAD=one meal a day）。周日的時候就放鬆些，一日三餐（3MAD=three meals a day），早餐會跟著孩子一起吃一點垃圾食物。這是很 OK 的，尤其當你的體重達到標準，把斷食法跟 211 飲食法靈活運用，吃任何東西都是非常滿足且愉悅的。當然，你若是剛剛開始執行減重計畫，吃垃圾食物的減肥假期就不可以太頻繁。然而，假若你是大體重人士，減重目標必須一到二年才可能達成，那麼你就不必給自己一整年的壓力。善用 211 飲食法（本書有各種餐盤可以來回調整）、各種斷食法（從 5/2 到我不推薦的 5 日），加上「男抖俊、女抖嬌」的「人類天生不愛動」運動法，你可以自己做很多決定，掌握自己的健康。

## 實用強效減肥加速器：2OMAD 斷食 211

以下表 1 是我在 2021 年之前執行了兩年多的間歇性斷食 +211 飲食頻率：186 做五天，204 做兩天（分別為周一與周四），或者可以說是五天每日兩餐，兩天每日一餐。

表 1 2MADx5+OMADx2 (W1,4) 間歇性斷食 +211（2OMAD211）作息表

|  | 周一 | 周二 | 周三 | 周四 | 周五 | 周六 | 周日 |
|---|---|---|---|---|---|---|---|
| **早餐**<br>8AM | 禁食 | 禁食 | 禁食 | 禁食 | 禁食 | 禁食 | 禁食 |
| **午餐**<br>12AM | 禁食 | 211 | 211 | 禁食 | 211 | 211 | 211 |
| **晚餐**<br>6PM | 211 | 211 | 211 | 211 | 211 | 211 | 211 |

在 2MAD 日我選擇 186 的頻率，並且吃午、晚餐，有幾個現實的理由：

- 早上通常要趕著上班，硬要執行道地的 211 並不容易，選擇禁食，只喝些水或咖啡，反而容易，而且完全符合間歇性斷食原則。

- 午餐 12 點鐘吃，符合大部分人用餐的時間，不會顯得特立獨行。自備 211 餐盒，或用心挑選符合 211 原則的外食，現在也已經司空見慣。在 OMAD 日跳過午餐，也很容易執行，大部分上班族忙碌不堪，午餐亂吃一通，你選擇不吃，反而更健康。

- 晚餐通常與家人共餐，或者有些社交活動，如果選擇晚餐斷食（禁食），只會引起家人抱怨、造成朋友不便，變得離群索居，再不然就是破壞你自己的斷食計畫。

表 1 的斷食計畫非常適合所有上班族。我自己執行期間，體重完全不需顧慮，食物內容偶爾鬆散，也毫無問題。我的體重自從 2014 年達標（72 公斤），至今仍穩定維持，上下 1 公斤。就算旅行在外，把酒言歡，享受美食，只要堅守 2MAD 的韻律，點選好肉好菜，幾乎不會增加任何

體重，甚至因為到處遊覽，走路時間長，進行了更徹底的「男抖俊、女抖嬌」運動，達到「降低個人脂肪閾值」的效應，並且活化肌肉的胰島素接收器，降低胰島素阻抗，反而體重降低、體脂肪減少！

## 超強效減肥渦輪加速器：斷食 211C8K

我在 2021 年 8 月開了自己的診所，門診服務越來越忙，而我看診習慣一路看到完，中午不休息，那就不得不改變斷食計畫表。表 2 是我從開業後逐漸調整成形的渦輪加速間歇性斷食計畫，五天每天一餐 +C8，兩天每日兩餐。這裡面引進了一個特別厲害的東西：C8（關於 C8 的詳細說明，詳見下文 BOX）。C8 指的是一種純化的中鏈脂肪酸，又翻譯為辛酸，與一般脂肪酸的代謝不同，會全部經過肝門靜脈吸收，進入肝臟，完全走生酮反應的路徑，變成酮體，身體完全不儲存。經過一夜的空腹，早餐喝的是咖啡配 C8，迅速的變成酮體，整天都很有精神，腦筋也很清楚，讓我可以連續看診 7-8 小時。這樣做，白天酮體的濃度可達到 1.5 毫摩爾左右，是「生酮界」人士常說的甜蜜點。

表 2 211C8K：C8/211(W1- 5) ＋2MAD：186 (W6,7) 間歇性斷食作息表

|  | 周一 | 周二 | 周三 | 周四 | 周五 | 周六 | 周日 |
|---|---|---|---|---|---|---|---|
| 早餐 8AM | C8 | C8 | C8 | C8 | C8 | 禁食 | 禁食 |
| 午餐 12AM | 禁食 | 禁食 | 禁食 | 禁食 | 禁食 | 211 | 211 |
| 晚餐 6PM | 211 | 211 | 211 | 211 | 211 | 211 | 211 |

我把這個斷食計畫，稱為 211C8K，因為拜早上喝咖啡加 C8 之助，白天都在生酮狀態。我執行這個作息表快要兩年了，感覺非常容易執行，早上省下很多時間，可以從容上班。周一到周五，因為只吃晚餐，所以內容通常非常豐富，而且我刻意把用餐時間儘量拉長，細嚼慢嚥。這樣做不但是「正念飲食」，也是讓食物在嘴巴的時間加長，讓腦部的正回饋中樞達到充分的滿足，因此不會因為飽足中樞沒有滿足，而發生夜間暴食行為。很多人斷食計畫失敗，就是因為餓的時候一直強忍，吃的時候狼吞虎嚥，就算拿到標準完美的 211，也因為囫圇吞棗，完全不知道自己吃了什麼，填飽了肚子，卻沒有顧到腦袋的需要。

## 善戰者，善于易勝者也

孫子兵法上說，「古之善戰者，善于易勝者也」，意思是說善於用兵的人，是戰勝容易戰勝的敵人。我們要挑戰頑固的體脂肪，也要找容易執行的方法。少吃多動，「創造熱量赤字」，聽起來簡單直白，做起來才發現，熱量永遠算不準，長期飢餓還會引發代謝適應，讓代謝率「變慢」。因為我們無法掌握代謝適應（慢了多少？），那麼熱量赤字也就變得毫無意義。

211 飲食法容易執行，幾乎符合所有減肥理論，若應用 211F、211K、211P 的概念，加上間歇性斷食，讓身體靈活運用酮體、脂肪與葡萄糖為能源，等於把武林上所有上乘武功都集於一身，減肥就再也不是難事。

希望本章分享的「易勝者」，讓你成為抗肥聖戰中的善戰者。

# 中鏈脂肪酸的小小驚奇

C8 是一種中鏈甘油三酯（MCT），或稱辛酸。依碳鏈長度，MCT 包含 C6（己酸）、C8（辛酸）、C10（癸酸）和 C12（月桂酸）。C8 MCT 就是具有 8 個碳鏈長度的飽和脂肪酸，由於其獨特的代謝途徑，具有多種健康效益。

1. **消化與吸收：**與長鏈脂肪酸不同，辛酸不需膽鹽就可以吸收，攝食後會迅速從腸道經肝門靜脈運進肝臟。一般食物的脂肪大多為長鏈脂肪酸，在小腸壁黏膜細胞內被合成為乳糜粒（chylomicrons），因為乳糜粒體積太大，無法進入微血管，只能進入孔徑較大的乳糜管，經由淋巴系統，最後從胸管進入左鎖骨下靜脈，回到體循環，然後被運行到身體各處的細胞利用或被脂肪細胞儲存，殘餘的乳糜粒（chylomicron remnants）才會被肝臟回收。

2. **β- 氧化：**一旦進入肝臟，C8 MCT 會迅速透過 β- 氧化進行分解，產生乙醯輔酶 A，然後進入克氏循環及其下游反應，最後產生 ATP。

3. **生酮反應：**乙醯輔酶 A 也是進入生酮反應的物質，而且 C8 偏向於生酮反應，產生酮體，可被大腦、肌肉和其他組織在葡萄糖較低時（例如斷食或生酮飲食時）作為能量來源。

4. **儲存：**與長鏈脂肪酸不同，由於 C8 MCT 在肝臟的快速代謝，幾乎不會被儲存為脂肪。然而，如果你攝入 C8，又同時攝食大量醣類或脂肪，那麼這些多攝入的營養素就會被存為脂肪。

5. **健康效益：**研究發現 C8 MCT 可以幫助減重，改善認知功能，並提供即時能量來源，「生酮界」的人經常用它來快速進入生酮狀態。

### C8 參考文獻

- St-Onge MP, Jones PJ. Physiological effects of medium-chain triglycerides: potential agents in the prevention of obesity. J Nutr. 2002 Mar;132(3):329-32. doi: 10.1093/jn/132.3.329. PMID: 11880549.

- Clegg ME. Medium-chain triglycerides are advantageous in promoting weight loss although not beneficial to exercise performance. Int J Food Sci Nutr. 2010 Nov;61(7):653-79. doi: 10.3109/09637481003702114. Epub 2010 Mar 18. PMID: 20367215.

**參考文獻**

1. Kossoff EH, Dorward JL. The modified Atkins diet. Epilepsia. 2008;49 Suppl 8:37-41.

2. 防彈飲食（三版）：矽谷生物駭客抗體內發炎的震撼報告

3. Dowis K, Banga S. The Potential Health Benefits of the Ketogenic Diet: A Narrative Review. Nutrients. 2021 May 13;13(5):1654.

4. Joseph JJ, Deedwania P, Acharya T, et al. Comprehensive Management of Cardiovascular Risk Factors for Adults With Type 2 Diabetes: A Scientific Statement From the American Heart Association. Circulation. 2022;145(9):e722-e759.

5. Saslow LR, Mason AE, Kim S, et al. An Online Intervention Comparing a Very Low-Carbohydrate Ketogenic Diet and Lifestyle Recommendations Versus a Plate Method Diet in Overweight Individuals With Type 2 Diabetes: A Randomized Controlled Trial. J Med Internet Res. 2017;19(2):e36.

6. Wells J, Swaminathan A, Paseka J, Hanson C. Efficacy and Safety of a Ketogenic Diet in Children and Adolescents with Refractory Epilepsy-A Review. Nutrients. 2020;12(6):1809. Published 2020 Jun 17.

7. Paoli A, Bianco A, Damiani E, Bosco G. Ketogenic diet in neuromuscular and neurodegenerative diseases. Biomed Res Int. 2014;2014:474296. ( https://pubmed.ncbi.nlm.nih.gov/25101284/)

8. Luong TV, Abild CB, Bangshaab M, Gormsen LC, Søndergaard E. Ketogenic Diet and Cardiac Substrate Metabolism. Nutrients. 2022;14(7): 1322.

9. Pietschner R, Kolwelter J, Bosch A, et al. Effect of empagliflozin on ketone bodies in patients with stable chronic heart failure. Cardiovasc Diabetol. 2021;20(1):219.

10. Talib WH, Mahmod AI, Kamal A, et al. Ketogenic Diet in Cancer Prevention and Therapy: Molecular Targets and Therapeutic Opportunities. Curr Issues Mol Biol. 2021;43(2):558-589.

11. Paoli A, Rubini A, Volek JS, Grimaldi KA. Beyond weight loss: a review of the therapeutic uses of very-low-carbohydrate (ketogenic) diets. Eur J Clin Nutr. 2013;67(8):789-796.

12. Burén J, Ericsson M, Damasceno NRT, Sjödin A. A Ketogenic Low-Carbohydrate High-Fat Diet Increases LDL Cholesterol in Healthy, Young, Normal-Weight Women: A Randomized Controlled Feeding Trial. Nutrients. 2021;13(3):814.

13. Gershuni VM, Yan SL, Medici V. Nutritional Ketosis for Weight Management and Reversal of Metabolic Syndrome. Curr Nutr Rep. 2018;7(3):97-106.

14. Nasa P, Chaudhary S, Shrivastava PK, Singh A. Euglycemic diabetic ketoacidosis: A missed diagnosis. World J Diabetes. 2021;12(5):514-523.

15. Fanti M, Mishra A, Longo VD, Brandhorst S. Time-Restricted Eating, Intermittent Fasting, and Fasting-Mimicking Diets in Weight Loss. Curr Obes Rep. 2021;10(2):70-80.

16. Długońska H. Autophagy as a universal intracellular process. A comment on the 2016 Nobel Prize in Physiology or Medicine. Ann Parasitol. 2017;63(3):153-157.

17. de Cabo R, Mattson MP. Effects of Intermittent Fasting on Health, Aging, and Disease N Engl J Med. 2019;381(26):2541-2551.

18. Longo VD, Panda S. Fasting, Circadian Rhythms, and Time-Restricted Feeding in Healthy Lifespan. Cell Metab. 2016;23(6):1048-1059.)

# 肥胖、糖胖、代謝胖，胖胖相連

結束本書前，我想再分享一些當前肥胖症與各種慢性病關聯性的重要想法。首先，不知道你有沒有想過，為什麼慢性病總是接二連三出現在同一個人身上？肥胖、高血壓、高血糖、血脂肪異常、高尿酸…似乎只要有了一種病，其他疾病就不可避免地接踵而至？為什麼一個人同時生這麼多「病」？還是說，這些慢性病其實只是同一個疾病的不同「症狀」？

結語

# 從糖胖到代謝症候群：被捻滅的火種

早在 1970 年代，伊森辛姆斯教授就以實驗肥胖模型，首先提出「糖胖」（diabesity）的觀點。他不認為糖尿病是由肥胖「引起」的，而提議「肥胖（症）與糖尿病其實是同一個疾病的前後期」，應該來自同一個原因。

時間快轉到 1988 年，肥胖症與糖尿病的大潮已經席捲全球，動脈硬化、失智症也是全球流行的健康議題，一位糖尿病研究的巨擘傑瑞雷文（Gerald Reaven）教授，發現糖尿病、動脈硬化、心血管疾病、血脂肪異常、痛風等慢性病，都有一個共同的病理基礎，那就是胰島素阻抗。他謙虛地以 X- 症候群名之，一時之間，學術界興起一片胰島素阻抗的研究熱潮，但不知為何，心臟病領域專家把雷文教授的研究做了選擇性裁切，在 1998 年把 X- 症候群改名成為「代謝症候群」（Metabolic Syndrome），並舉出五個症狀作為「篩檢」的標準，從此以後大家都陷入「代謝」二字的泥淖，永遠搞不清楚代謝症候群指的是什麼，因為代謝症候群的指標都是「症狀」，都還不到臨床上的疾病，既不能開立藥物（因為保險不給付），醫生也沒時間（也不知道如何）指導飲食與運動。事實上，很多醫生自己也是「代謝症候群」的一份子，例如減肥前的我。

「代謝症候群」因為語焉不詳，因此更加迷人，全世界的醫生都在談論，但各國的慢性病人口卻更無可救藥的增加了。雷文教授這時著急了、生氣了，寫了很多文章，抨擊代謝症候群的誤導，他正名 X- 症候群其實就是胰島素阻抗症候群 (Insulin Resistance Syndrome)，其中一篇文章名為「代謝症候群還是胰島素阻抗症候群？不同名稱，不同觀念，不同目標」[1]，胰島素阻抗症候群很明白地標示「病因」是胰島素阻抗，治療策略在降低胰島素阻抗，則所有「症狀」都會改善；代謝症候群卻語焉不詳，「代謝」是一個籠統的概念，所有藥物只治療其中一個症狀，但是沒有改變病因，甚至連病因都不談。

舉例來說，血壓超過 130/85 毫米汞柱是一個代謝症候群「指標」，但還不是高血壓「病」。如果血壓超過 140/90 毫米汞柱很多，醫生會開藥治療；在這之前，可能醫生只會告訴你：血壓偏高，少吃鹽、多吃蔬菜、多運動。

如果腰圍超標（男 90 公分，女 80 公分），無健保藥物可用。

血糖超過 100 毫克 / 分升，紅字，還不到糖尿病「診斷標準」，但糖尿病大師德佛蘭佐說，糖尿病前期就是糖尿病。

三酸甘油酯超過 150 毫克 / 分升，那就連「病」都談不上。即使你已經高血壓、糖尿病，每次回診都是三酸甘油酯超標，很可能也沒有任何治療。因為，那只是症狀。

高密度脂蛋白膽固醇（HDL- C）低於標準（男 40 毫克 / 分升，女 50 毫克 / 分升），即使現在也沒有藥物可以治療。

OK，醫生說你有代謝症候群，但是健保全都不給付，那麼你能做什麼？

很可能什麼都不做，直到確定為高血壓、糖尿病，開始一輩子吃藥。其實，即使叫做代謝症候群，如果願意接受它的「病根之一」是胰島素阻抗，花一些力氣、想一些策略來應對胰島素阻抗，都會明顯改善所有症狀。

## 肥胖、糖胖、代謝胖，胖胖相連

最近幾年，台灣的基層醫師群開始熱烈談論「糖胖症」，健保署也推出了「代謝症候群」共同照護方案，但依我參加幾場研討會的觀察，感覺糖、胖仍被「分別」討論。然而世界上有些學者已注意到，看似各自獨立的糖尿病、肥胖症、心血管疾病、許多類型的癌症，甚至包括阿茲海默症等老化狀況，極可能有共同的病根，如果針對病根提出治療策略，將比分開治療單一疾病更有效益，因此提出一個新名詞「代謝胖」（metabesity），並在 2019 年起連續舉辦了 4 年的會議，名為「鎖定代謝胖（Targeting Metabesity）」，可惜這個倡議並未被醫界普遍接受，目前為止只有巴基斯坦醫學會擁抱這個概念，發表了「代謝胖：專家團隊建議」[2]（圖 1 左）及「代謝胖臨床指引」[3]（圖 1 右）。

巴基斯坦醫學會勇氣可嘉，願意踏出醫界舒適圈，試圖在全球代謝病的壕溝戰中，找一條新的道路。他們認為肥胖是所有疾病的起點，中點為代謝症候群，最終惡化為糖尿病及代謝胖的各種疾病（圖 2 左）。他們主張代謝胖發生的最根本原因，是不良的飲食習慣及久坐的生活方

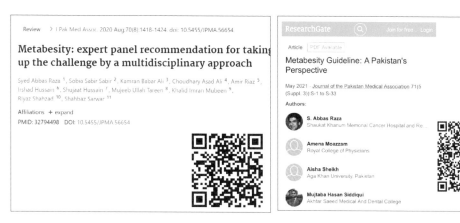

圖1 （左）巴基斯坦醫學會期刊刊載代謝胖專家團隊建議，採取多方治療手段。（右）代謝胖指引：巴基斯坦觀點。

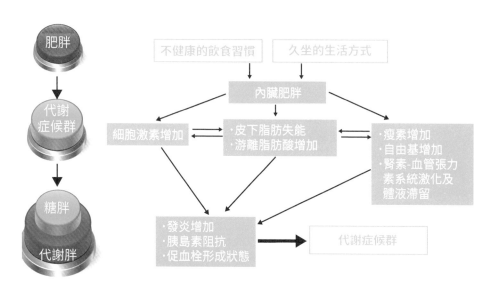

圖2 （左）從肥胖、代謝症候群到糖胖、代謝胖。（右）代謝症候群的發病機轉，整合了我們現在對於代謝症候群的理解。

式，引起內臟脂肪增加，並引發下游各種生理病變，包括皮下脂肪失能、增加的游離脂肪酸、細胞激素、瘦素、自由基及腎素-血管張力素活性，造成體液滯留，血壓升高，最後形成全身性發炎、胰島素阻抗，及促血栓形成狀態，身體進入「代謝症候群」（圖2右）。我覺得他們很認真地把目前學界對於代謝症候群的研究認識，融合成一個路線圖，提醒醫界者應該更整合性地看待代謝胖，而非堅持目前單一疾病的藥物治療思維。

基本上，我認同巴基斯坦醫學會的提議。事實上，多年來我在臨床上就是以「胖胖相連」的整合觀點，提供慢性病的治療。本書開始寫作時，也曾企圖撰寫專章來闡述這個觀念，但因本書要涵蓋的內容已經太廣泛，只好割愛。

肥胖的確是個複雜的議題，有些學者提議人類有所謂「節約基因」，因此當現代食物過度豐沛，造成熱量不斷堆積，顯然我們的基因演化速度沒有跟上環境變遷。肥胖、糖胖、代謝胖，其實也都是這個環境造成。解決之道當然不該是等待基因演化到適應新環境，而是依據我們對身體的理解，重建我們基因表達的環境，讓我們重拾健康。我真心認為，211 就是重建這個環境的藍圖，衷心期盼您能立即採取行動，重新掌控健康主動權。

**參考文獻**

1. Reaven G. The metabolic syndrome or the insulin resistance syndrome? Different names, different concepts, and different goals. Endocrinol Metab Clin North Am. 2004;33(2):283-303.

2. Raza SA, Sabir SS, Ali KB, et al. Metabesity: expert panel recommendation for taking up the challenge by a multidisciplinary approach. J Pak Med Assoc. 2020;70(8):1418-1424.

3. Metabesity Guideline: A Parkistan's Perspective. J Pak Med Assoc. 2021; 71(5 (Suppl. 3)):S-1 to S-33.

特別收錄

# 減重時的營養補充

文／**方晴誼**（初日診所 總監／Cofit 線上營養師團隊 總營養師）

　　無論有沒有在減重，人體都需要六大營養素——醣類、蛋白質、脂質、維生素、礦物質和水。211 餐盤的食物配比以及飲食順序，可以有機會滿足人體對這六大營養素的需求，不過食物的選擇及份量也是很關鍵的因素（如果一日一餐不一定可以完全滿足）。

## 不可忽略的關鍵營養素

　　當你從原本「正常」的飲食轉換成 211 健康飲食，身體在適應調整的過程中難免會出現一些之前沒有的現象，這些症狀都是暫時的，經過一段時間就會消失，整個人也會朝著更健康的目標前進。不過還是有少數人報告，他們出現例如便秘、睡眠不佳、皮膚失去光澤……等問題。有一些關鍵營養素能改善這些現象，值得各位留意：

### 鈣（Calcium）

　　鈣質除了有安定神經及改善失眠的作用外，還可以減緩骨質的流失，另外有研究指出，攝取足夠鈣質有助於食慾調節，讓想減重的人比較容

易達到目標。研究人員認為，可能是因為當體內沒有足夠的鈣，腦部會產生飢餓的代償感覺，讓人更想多吃食物。高鈣食物，如豆製品、小魚干、堅果類、深綠色蔬菜等食物，均有豐富鈣質。

## 維生素 D（Vit. D）

維生素 D 是調節鈣質吸收、維持鈣磷平衡的重要成分，對於胰島素調節及糖尿病控制有重要的地位。另外足夠維生素 D 對於免疫系統、抑制慢性發炎都有幫助。其實每天曬太陽能幫助人體生成維生素 D（但是不可以擦防曬），不過這對現代人來說可能會有困難，以上班族來說，上班的 8、9 個小時甚至更長時間都待在室內，除非中午刻意外出，或假日安排戶外旅遊，否則能曬到太陽的機會微乎其微。至於不擦防曬就跑去曬太陽，對於愛美愛白的女性來說，更是大忌。

此外，身體能否順利將皮膚中的膽固醇轉換成維生素 D 的能力，也是關鍵因素。

若要增加維生素的攝取，食物可以選擇如：魚類、奶類、蛋、香菇。更直接一點的方法則是攝取維生素 D 補充劑。

## 鎂（Magnesium）

鎂具有調節神經細胞與肌肉收縮的功能，所以補充鎂同時也能消除疲勞、鎮定精神、改善失眠等，是對抗壓力的重要營養素。含鎂量高的食物，如堅果類（核桃、杏仁、腰果……）、深綠色蔬菜以及香蕉裡都富含豐富的鎂。

## 色胺酸（Tryptophan）

色胺酸是人體必需的胺基酸，能幫助製造血清素（serotonin），血清素能幫助身體鎮靜、放鬆，一旦血清素不足，便容易感到躁鬱而睡不好。有研究發現，睡前幾小時攝取富含色胺酸（Tryptophan）的食物能有助安眠。富含色胺酸的食物包括奶類、起司、全穀雜糧、黃豆、瘦肉及堅果種子。

## GABA（γ-胺基丁酸，γ-Aminobutyric acid）

GABA 為人體天然抑制大腦神經過度緊張的物質，有安定大腦及幫助睡眠的效果，同時有益於人體生理及心理兩方面，使人達成抗壓安眠的狀態。GABA 有安定大腦、幫助睡眠的效果。GABA 含量較多的食物包括柑橘、番茄、香蕉等水果，蔬菜類可多吃十字花科蔬菜，全穀類中以糙米、發芽米、地瓜、藜麥等含量較多，而發酵食物泡菜、味噌、紅麴中的 GABA 含量豐富，素食者最愛的天貝，也含有 GABA。

## 維生素 B 群（Vit. B）

維維生素 B 群是人體中促進能量轉換的重要輔酶，無法自行合成，必須從食物或保健品中取得。有足夠的 B 群，碳水化合物就能順利地被利用，還能促進蛋白質進行建造與修補組織的功能，避免脂肪堆積。因此，減重過程中補充維生素 B 群是不可或缺的營養。

◆ **維生素B1 (Thiamin)**：硫胺、硫胺素，主要功能作為酵素之輔酶，參與葡萄糖與能量代謝反應，協助神經傳導物質之合成，維護周邊神經傳導功能的正常運作，大多存在於全穀類如糙米、燕麥、

玉米等，以及豬肉、豆類、牛奶、酵母、內臟中。

◆ **維生素 B2（Riboflavin）**：核黃素，主要功能作為酵素輔酶，參與能量代謝反應，幫助血球正常增生，維護皮膚健康，促進組織修復，大多存在於乳製品、豬肉、全穀類、堅果、蛋、酵母、肝臟、蛤蠣和深綠色蔬菜中。

◆ **維生素 B3 （Niacin）**：菸鹼酸，主要功能作為酵素輔酶，是能量代謝、呼吸作用所必需的成分，維護正常消化道、皮膚和神經的健康，大多存在於肉類、全穀類、堅果、酵母、內臟中。

◆ **維生素 B6（Pyridoxine）**：吡哆醇，主要功能作為酵素輔酶，參與胺基酸代謝利用的生化反應。荷爾蒙如血清刺激素、正腎上腺素，神經傳導物質如 GABA，血紅素的前驅物質，都由胺基酸代謝而成，參與肝醣和脂肪酸的代謝反應，大多存在於乳製品、肉類、全穀類、堅果、蛋、酵母、內臟中。

◆ **維生素 B12 （Cobalamins）**：氰鈷胺素，主要功能活化葉酸輔酶以利核酸合成和複製，維護細胞正常分裂增生，協助正常之脂肪酸合成，維護神經組織與髓鞘之功能，缺乏容易引起貧血，主要來源為動物性食品，如肉類、肝臟，因此減重及素食者要特別留意補充。

◆ **維生素 B9 （Folate）**：葉酸，主要功能參與細胞增生、血紅素合成等作用，對血球的分化成熟，胎兒的發育（血球增生與胎兒神經發育）有重大的影響，避免同半胱胺酸（Homocystine）堆積

可以保護心臟血管，還可能減緩失智症的發生，大多存在於綠色蔬菜、肝、腎臟及酵母中。

◆ **維生素 B7（Biotin）**：生物素，主要功能作為酵素輔酶，參與蛋白質、脂肪與醣類代之代謝，廣泛存在各種食物之中，特別是肝臟及酵母，人體內腸道微生物可合成生物素，因此缺乏症狀極為少見，但若攝取過多生蛋白（avidin）則可能發生。

◆ **維生素 B5 (Pantothenate)**：泛酸，主要功能為輔酶 A（Coenzyme A）的組成成份，參與脂肪酸之合成和分解、能量代謝反應、神經傳導物質之合成。廣泛存在各種食物中，較少出現缺乏症狀。

## 碘（Iodine）

　　根據衛福部國健署最近一次的國民營養健康狀況變遷調查發現，逾半數國人有碘營養攝取不足的情況，碘是維持甲狀腺功能的必須營養素，甲狀腺分泌的甲狀腺素可促進身體代謝及組織生長，缺乏時易造成甲狀腺腫大及造成心智功能障礙、新陳代謝變慢，怕冷又變胖，因此建議平日飲食可適度補充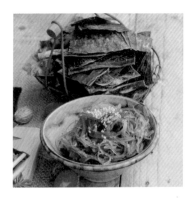碘鹽和含碘食物。除了含碘最豐富的海帶、紫菜、海苔類外，也可由海水魚貝類攝取。

## 鐵（Iron）

身體如果缺鐵，就可能發生貧血症狀，症狀之一是持續感到疲倦，由於身體需要鐵來運輸氧氣，所以如果缺鐵，細胞就沒有辦法獲得足夠的氧氣供給，自然會覺得疲憊、沒體力。飲食時可以從牛肉、豬肉、羊肉等來獲得鐵質。

## 鉻（Chromium）

鉻與糖分的代謝息息相關，可以提升胰島素的作用來穩定血糖，降低胰島素阻抗。如果沒有足夠的鉻，胰島素的功能就會被影響，血糖的波動也會起伏較大，因此鉻的存在可以避免因為飢餓而暴飲暴食。蛋黃、肝臟、硬奶酪、牛肉、全麥麵包中都含有豐富的鉻。

## 鋅（Zinc）

鋅對於食慾控制、荷爾蒙運作、胰島素穩定有一定的幫助，對於進行體重控制、素食者、抽菸、喝酒的人，都容易缺乏鋅。由於身體無法儲存鋅，因此飲食中只要沒有，人體就容易缺乏鋅。鋅與多種酵素共同作用，與維持睪固酮水平、穩定胰島素、預防胰島素阻抗、修復及再生肌肉、預防胸腺萎縮、幫助夜晚有更好視力、降低乾燥鱗片狀皮膚風險、

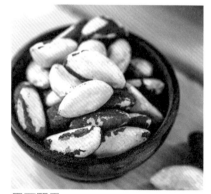

巴西堅果

預防腸道發炎等都有關係。飲食中可以多選擇牛肉、扁豆、蛋、杏仁、雞肉、巴西堅果、鯡魚與貝類。

## 睡不好讓你胖！有助於睡眠的營養品

睡得不好或熬夜，經常是瘦不下來的重要原因，睡得不好甚至會害你不明所以地逐漸發胖！為什麼呢？

臨床的經驗發現，人體在睡眠不足情況下會增加飢餓感的原因，可能與腎上腺皮質醇（cortisol）、瘦體素（leptin）、飢餓素（ghrelin）、腸泌素（GLP-1）等幾種荷爾蒙有關。睡眠不足的時候，體內壓力荷爾蒙「腎上腺皮質醇」分泌會增加，則會促進食慾，且體內抑制食慾的荷爾蒙「瘦體素」濃度會降低，讓我們對飽足感的反應變遲鈍；另一方面，增加食慾的「飢餓素」分泌會增加，讓身體容易飢餓而且較不容易產生飽足感。另外體內腸泌素 GLP-1 荷爾蒙濃度會降低，尤其是女性會更明顯（GLP-1 是小腸分泌的荷爾蒙，可以延緩胃內食物排空時間，增加飽足感）。

另外研究發現，睡眠對於維持人體能量平衡很重要，睡眠不足可能會增加 14~30% 飢餓感，而且會偏向攝取脂肪類食物，其次是碳水化合物。所以當睡眠不足或者睡眠品質不好，很容易就會不自覺的去選擇高糖高油的食物，進而導致脂肪的堆積。

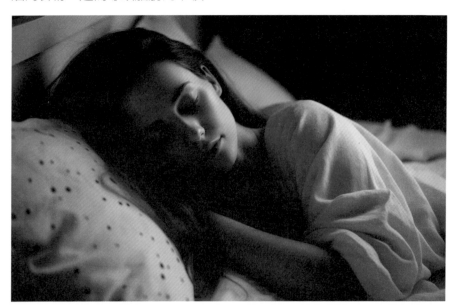

## Omega-3

Omega-3 脂肪酸 （主要是 EPA 跟 DHA）具有抵抗體內發炎、強化大腦並提升專注力與記憶等效果，也是保護人體神經系統及視網膜健康的營養素。肥胖也代表身體正處在一個發炎的狀態，所以補充 Omega-3 會有幫助。富含 Omega-3 脂肪酸的魚類有鯖魚、鮭魚、秋刀魚、沙丁魚、鱈魚、酪梨、核桃、亞麻籽油，直接補充魚油或藻油也是很好的方式。

## 鈉（Sodium）& 鉀（Potassium）

鈉跟鉀是協調肌肉收縮和神經傳導很重要的物質，當出現不足或不平衡時會全身疲倦，嚴重時還可能導致抽筋跟肌肉收縮力不足等。

鉀離子有維持細胞膜電位差的功能，所以當鉀離子缺乏時，會讓心臟的收縮力下降、心律不整。當鉀離子偏低持續一段時間之後，也可能令腸胃道系統異常，會出現噁心、嘔吐、腹脹、腸蠕動減少，導致食慾不振，進食量減少會讓症狀更加惡化。

富含鉀離子的食物，包括香蕉、柑橘類、菠菜、空心菜等，或者補充海洋礦物質，有助於維持血液和體液的平衡。

## 哪些營養品能讓減肥更有效率？

除了以上介紹的重要營養素，還有一些「祕密武器」，能讓你的減重成效持續推進。以下舉例幾個常見的有效成分：

## 苦瓜胜肽（bitter melon peptide）

可活化胰島素受體活性，恢復血糖調控機能。預防脂肪肝、抗發炎，保護全身臟器免於發炎反應傷害。

## 薑黃（Turmeric）

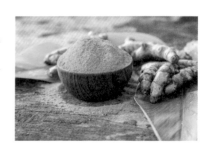

強力抗氧化劑，具抗發炎的功效，降低膽固醇和血壓，藉著產熱作用可以促進新陳代謝，進而達到燃燒脂肪之作用。亦可刺激脂聯素（adiponectin）分泌，抑制食慾。

## 瓜拿那（Guarana）

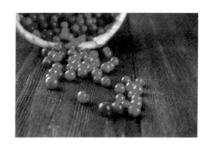

瓜拿那又稱青春之果，含豐富兒茶素、多種胺基酸及維生素 E 等，可幫助脂肪分解，對肌膚有緊實作用；能增強體力，促進人體各部機能的新陳代謝，活化細胞及神經系統，促進消化系統，讓你活力充沛，保持最佳狀態。

## 仙人掌（Cactaceae）

含高濃度非水溶性與水溶性膳食纖維，此兩種纖維分別具有包覆多餘物質及形成膠狀物質之功能，此膠狀物質不會被人體吸收，經實驗證明其吸附油脂的能力較甲殼素為高，同時具有改善代謝症候群症狀、有效降低三酸甘油酯與總膽固醇之功效。

## NA-1（小麥胚乳萃取物）

小麥萃取物含有珍貴的蛋白質——「澱粉酶抑制劑（α-amylase inhibitor；α-AI）」，可與唾液和胰液中的 α 澱粉酶（α-amylase）結合，使食物中的碳水化合物不易在口腔、胃、小腸中分解吸收，如此一來血糖不容易上升，由於其具有抑制澱粉的作用，使食物中的澱粉較慢被消化吸收，進而減少合成脂肪的機會。

## 山苦瓜（Momordica charantia）

山苦瓜含有高能清脂素（苦瓜素），研究證實其吃進胃後不會直接進入人體血液，只作用於人體吸收脂肪的重要部位小腸，通過改變腸細胞網孔，阻止脂肪、多醣等高熱量大分子物質的吸收，加速體內小分子營養的吸收，故具有減肥之功效。

## 武靴葉（Gymnema sylvestre）

武靴葉中含有獨特武靴葉酸（Gymnema acid），透過抑制腸道吸收糖分，阻止細胞將不能吸收的多餘糖分轉換成脂肪，從而減少脂肪積聚，達到瘦身的功效。此外，武靴葉更可壓抑嗜甜的味覺，減低嗜甜者對甜食的慾望，有效地減低身體對糖分的攝取量，減輕身體的負擔。

## 菊苣纖維（菊糖，Inulin）

菊糖是屬於水溶性膳食纖維的一種，無法被人體消化吸收，在腸道中有助於益生菌生長，維持腸道環境的健康。

## 洋車前子殼（Psylliun husk）

洋車前子殼含 70% 的水溶性纖維與 30% 的非水溶性纖維，具有高度膨脹效果，可以抑制食慾，提供飽食感、防止便秘、降低血中的膽固醇、預防大腸癌。

## 益生菌（Probiotics）

腸道有數百萬的神經元，又被稱為「第二大腦」，人體約有 70% 免疫細胞在腸道，且腸道菌相的平衡也與免疫力息息相關，因此腸道具有調節人體免疫、情緒、精神的功能，健康的腸道影響人體許多層面，腸道菌相失衡除了會影響排泄及消化道機能外，甚至可能跟過敏、失眠、憂鬱等有關係。

腸道健康是減重成功的關鍵因素之一，因為腸道菌群也會影響了熱量代謝，決定胖瘦，因此選擇合適的益生菌能提升好菌的比例，對減肥是有幫助的。

## 綠咖啡豆萃取物

綠原酸還能活化肝臟的脂質代謝，幫助燃燒脂肪，再加上咖啡本身含有的咖啡因也有燃燒、分解脂肪的效果，堪稱是超強的減重食材。

## 非洲芒果種子

研究指出，專利非洲芒果籽中的瘦素 (leptin) 有助於降低肥胖荷爾蒙，非洲芒果籽能減少對食物的慾望，避免過度進食。可以調節跟脂肪的生成，又能加速新陳代謝，因此食物不易被轉換成脂肪。

秋葵萃取物

可以吸附油脂及幫助脂肪排出。

肉桂萃取物

可降低體脂率，增加瘦肉組織，降低空腹血糖。

## 營養素到底需不需要額外補充？

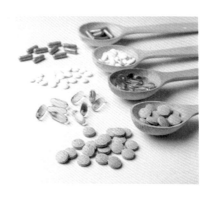

常常有學員問道：「我已經吃得很健康、很均衡了，還需要另外吃營養品嗎？」

其實當年我剛從營養系畢業時，也是這種想法，認為只要均衡飲食，理論上應該不需要額外補充營養品！但是後來發現，真正能達到均衡攝取的人真的很少，加上環境的汙染、農業過度利用導致地力流失，令人們吃到的營養素往往不如預期。

此外還需考量一些身體因素，例如正在生長發育、正在面對疾病或者懷孕哺乳階段，又或者面臨壓力的族群，以及不良的生活習慣例如熬夜、抽菸、喝酒等，更直接的是無法避免的年紀增長，荷爾蒙改變整體營養吸收變差，這些都有可能讓你增加對於某些特定營養素需求。

建議你在面臨各種生理變化階段時，都可以跟醫師或營養師討論，如何進行適當的營養品補充，而不是自己隨意增加補充，因為過量及不當的攝取也是會造成身體負擔的！

# 211 日 7 日菜單示範

| 菜單 1 | 菜單 2 | 菜單 3 |
|---|---|---|

**早餐**

**菜單 1**

**外食 -
早餐店 & 自備**

豬排鮮蔬蛋堡 1 個
無糖豆漿 1 杯
超商沙拉 1 份
大番茄 1 顆

**菜單 2**

**外食 - 超商**

鮭魚飯糰
茶葉蛋 1 顆
雞胸肉
關東煮：
- 蘿蔔 1 塊
- 香菇 1 朵
- 昆布捲 2 條
- 茭白筍 1 塊

**菜單 3**

**自備**

★馬鈴薯烘蛋
- 馬鈴薯 1 顆
- 雞蛋 3 顆
- 甜椒 50g
- 洋蔥 50g
- 油 1/2 湯匙

吐司（去邊）2 片
炒時蔬 100g
- 苦茶油 1/2 湯匙
- 玉米筍 50g（生重）
- 荷蘭豆 50g（生重）

**註：★代表有示範作法**

## 作法

**【馬鈴薯烘蛋】**

**備料：**

1. 馬鈴薯洗淨削皮，切 1mm 薄片浸泡鹽水 10 分鐘後撈起備用；
2. 甜椒和洋蔥洗淨後切丁備用；
3. 雞蛋打好加入適量鹽巴備用；

**料理：**

1. 加熱不沾鍋，倒入油，加入甜椒和洋蔥拌炒至軟；
2. 加入馬鈴薯片，小火燜煮 5 分鐘；
3. 倒入蛋液，小火燜煮 10 分鐘便完成！

| 菜單 4 | 菜單 5 | 菜單 6 | 菜單 7 |
|---|---|---|---|
| **外食 -**<br>**早餐店 or 自備**<br>烤雞三明治 1 個<br>荷包蛋 1 顆<br>蔬菜棒 1 杯 | **自備**<br>烤法國麵包 2 片<br>香煎雞腿排 1 片<br>【80g】<br>洋蔥蒜頭切丁少許<br><br>煎荷包蛋 1 個<br>- 橄欖油 0.5g<br><br>炒時蔬 150g<br>- 橄欖油 5g<br>- 洋蔥 50g<br>- 彩椒 50g<br>- 玉米筍 50g | **外食 -**<br>**咖啡廳 or 自備**<br>香料烤雞溫野菜<br>黑松露嫩蛋三明治<br>蔬果棒 + 芹子醬 1 份<br>水煮蛋 1 顆 | **自備**<br>香煎雞腿排<br>- 雞腿排 100g<br>- 油 5g<br><br>★洋蔥炒蛋：<br>- 洋蔥 50g<br>- 雞蛋 1 顆<br>- 油 5g<br>- 鹽、黑胡椒少許<br><br>法國麵包 4 片<br>燙時蔬 150g（生重）<br>- 玉米筍 50g<br>- 胡蘿蔔 50g<br>- 花椰菜 50g |

**作法**

**【洋蔥炒蛋】**

1. 洋蔥去皮、洗淨後，切絲備用；

2. 將打蛋攪打均勻，用適量鹽巴調味；

3. 熱鍋，倒入油，先將洋蔥炒至透明狀，再倒入蛋液拌炒，最後用少許黑胡椒調味即可。

| 菜單 1 | 菜單 2 | 菜單 3 |
|---|---|---|
| **外食 - 小火鍋** | **自備** | **外食 - 小吃店** |
| 蔬菜湯鍋<br>飯半碗<br>菜盤 1 份<br>豬或牛肉片 6 片 | ★馬鈴薯燉肉<br>米酒飯 1/4 碗<br>燙青菜 1 份<br>- 馬鈴薯 1 顆（90g)<br>- 紅蘿蔔 1/3 條<br>- 洋蔥 1/3 顆<br>- 豬後腿肉 105g<br>- 橄欖油 5g<br>- 醬油 | 豬肉鍋燒麵 1 碗 ( 非<br>油炸麵)<br>燙青菜 2 拳頭<br>滷蛋 1 顆<br>豆干 2.5 塊 |

午餐

註：★代表有示範作法

**作法**

【馬鈴薯燉肉】

**備料：**

1. 馬鈴薯和紅蘿蔔洗淨後削皮切約一口大小。洋蔥剝皮切絲，馬鈴薯在切過後泡水 ( 煮的時候比較不會散掉)；

2. 豬後腿肉切塊, 後用米酒少許醃製備用；

**料理：**

1. 將由倒入橄欖油，將肉塊炒熟取出備用；

2. 空鍋加入馬鈴薯、紅蘿蔔、洋蔥拌炒，並炒至馬鈴薯的表面稍微呈現通透感。

3. 將豬肉放回鍋中，加水煮沸去除浮沫；

4. 加入醬油鹽巴調味燉煮 10 分鐘入味即完成。

| 菜單 4 | 菜單 5 | 菜單 6 | 菜單 7 |
|--------|--------|--------|--------|
| **外食 - 小吃店** | **自備** | **外食 - 便當店** | **自備** |

**外食 - 小吃店**

虱目魚湯 1 碗
白菜滷 1 份
白飯 1/2 碗
海帶 2 捲
豆干 2.5 塊

**自備**

★番茄豆腐蛋花湯
- 大番茄 1 顆
- 傳統豆腐 80g
- 雞蛋 1 顆

★彩椒肉絲
- 豬前腿肉 35g
- 彩椒 1 顆
- 油 5g
- 黑胡椒少許

炒青菜
- 地瓜葉（半拳頭）

飯半碗

**外食 - 便當店**

海南雞 1 份
飯吃一半
蔬菜 3 格
自備小黃瓜 1 條

**自備**

★薑燒豬肉
- 豬肉片 105g
- 洋蔥 50g
- 高麗菜絲 50g
- 薑 10g- 油 5g
- 黑胡椒少許
- 醬油 2 茶匙

炒時蔬
- 花椰菜 100g
- 油 5g

飯半碗

## 作法

### 【番茄豆腐蛋花湯】

1. 番茄和洋蔥切小塊、雞蛋打勻、傳統豆腐切塊備用；

2. 煮一鍋水，將番茄、洋蔥和豆腐入鍋，待蔬菜都煮軟後，再打蛋花，最後調味便完成。

### 【彩椒肉絲】

1. 彩椒洗淨，去籽，切細條備用；

2. 豬前腿肉切絲，用少許醬油調味並用半茶匙玉米粉抓醃；

3. 熱鍋，倒入油，放入彩椒並炒至熟透後，再放入肉絲拌炒，最後加入少許黑胡椒調味即可盛盤。

### 【薑燒豬肉】

1. 豬肉片用醬油調味醃製備用；

2. 薑、洋蔥去皮，高麗菜洗淨，全部切絲備用；

3. 熱鍋，倒入油，小火拌炒薑絲、洋蔥絲以及高麗菜絲，可倒入 100ml 水拌炒；

4. 等到洋蔥、和高麗菜呈現透明後，就可以加入豬肉片轉中大火快速拌炒 2-3 分鐘便可盛盤。

| 菜單 1 | 菜單 2 | 菜單 3 |
|---|---|---|
| **外食 - 日式料理** | **自備** | **自備** |
| 親子丼<br>- 飯吃一半<br>- 鮭魚生魚片 2 片<br><br>涼拌青花菜、海帶<br>胡麻龍鬚菜<br>豆腐味噌湯 1 碗 | ★野菇炊飯<br>- 米 40g<br>- 乾香菇 4 朵<br>- 紅蘿蔔 1/6 根<br>- 高麗菜 50g<br>- 醬油、鹽、黑胡椒適量<br><br>煎鮭魚<br>- 鮭魚 105g<br>- 油 5g | ★咖哩豬肉<br>- 豬後腿肉 70g<br>- 馬鈴薯 90g<br>- 紅蘿蔔 100g<br>- 洋蔥 50g<br>- 玉米筍 50g<br>- 咖哩粉適量<br>- 油 5g<br><br>飯半碗<br>煎蛋 1 顆 |

晚餐

註：★代表有示範作法

## 作法

### 【野菇炊飯】

**備料：**

1. 將香菇泡軟後，切絲備用；
2. 紅蘿蔔和高麗菜洗淨切絲備用；
3. 米洗淨備用；

**料理：**

1. 熱鍋，加入香菇炒香；
2. 加入紅蘿蔔絲和高麗菜絲；
3. 加入生米、200cc 水、醬油 2 茶匙、適量鹽巴和黑胡椒；
4. 所有食材拌炒均勻後蓋上鍋蓋小火燜煮 20 分鐘便完成。

### 【咖哩豬肉】

**備料：**

1. 豬後腿肉切塊後用咖哩粉醃製備用；
2. 紅蘿蔔洗淨削皮切塊、洋蔥切塊、玉米筍洗淨備用；

| 菜單 4 | 菜單 5 | 菜單 6 | 菜單 7 |
|--------|--------|--------|--------|

**自備** | **自備** | **外食 - 小吃店** | **自備**

五穀飯 1/2 碗
烤雞腿排 1 片
★杏鮑菇炒蛋
- 杏鮑菇 1 根
- 蛋 1 個
- 油 5g
- 黑胡椒、鹽巴少許
- 蔥花適量

炒蔬菜 1 拳頭
- 橄欖油 5g

★鮭魚味噌拉麵
- 鮭魚 70g
- 嫩豆腐 140g
- 洋蔥 40g
- 拉麵 50g
- 海帶芽 10g
- 蔥花適量

胡麻花椰菜：
- 花椰菜 150g
- 胡麻醬 10g

清燉牛肉麵 ( 麵一半 )
滷蛋 1 顆
豆干 2.5 塊
海帶 2 捲
燙青菜 1 拳頭 ( 不
加油蔥 )

韓式豬肉泡菜鍋
- 豬肉片 35g
- 嫩豆腐 140g
- 芝麻油 10g
- 洋蔥 50g
- 韓式泡菜 50g
- 高麗菜 100g
- 蛋 1 顆

糙米飯半碗

## 作法

**【咖哩豬肉】** （＊接續左頁）

**料理：**

1. 熱鍋，倒入油，小火炒咖哩粉和黑胡椒粉爆香；
2. 加入洋蔥、紅蘿蔔、玉米筍拌炒後，加入適量水，蓋上鍋蓋燜煮 5 分鐘；
3. 最後再加入肉塊燉煮 10 分鐘，加入少許鹽巴調味便完成。

**【鮭魚味噌拉麵】**

1. 嫩豆腐、洋蔥切絲備用；
2. 煮一鍋熱水，帶沸騰將拉麵燙熟備用；
3. 熱鍋，先將鮭魚稍微小火煎熟取出備用；
4. 用煎鮭魚的鍋，含有魚油，放入洋蔥絲拌炒至軟；
5. 倒入 500cc 熱水，加入嫩豆腐以及海帶芽，加入味噌調味並煮至沸騰，倒入拉麵碗，
   放上鮭魚，灑上蔥花點綴便完成。

# 瘦友的 211 餐盤

　　211 的減重餐盤備製，是如此簡單，只要掌握好蔬菜、蛋白質和澱粉的比例，無論是在餐廳、自助餐購買或是自己備製，都能輕易達成。以下是在「糖毒勒戒所」粉絲團中的瘦友所上傳分享的 211 餐盤，希望能給各位讀者一些靈感，也配製出色香味俱全的餐盤。

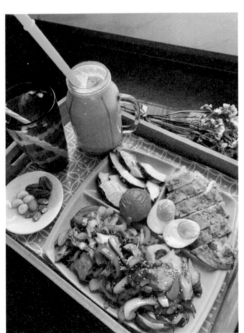

提供／ Ku Juju

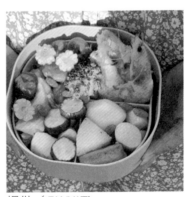

提供／ FANYATing

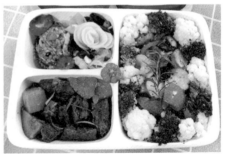

提供／ Lisa Liu

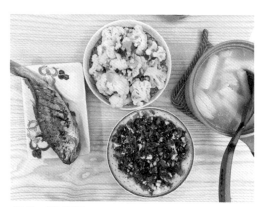

提供／吳嫻嫻

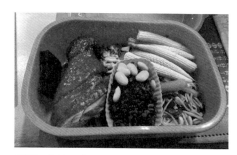

提供／ Jing CH

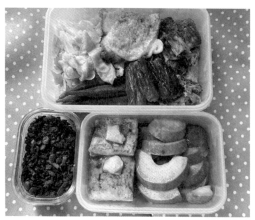

提供／ DanaHong-（素食）

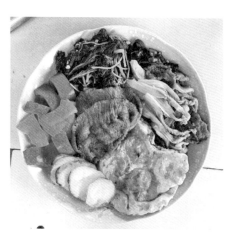

提供／楊琇閔

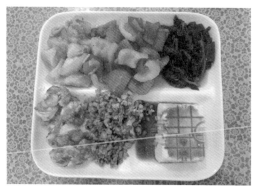

提供／ Chou Yaya

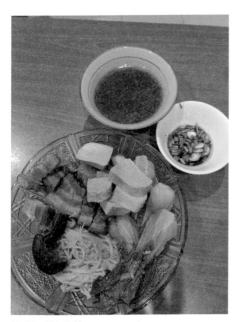

提供／蔡雅萍

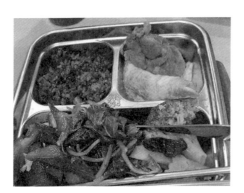

提供／ JhuangChiYun

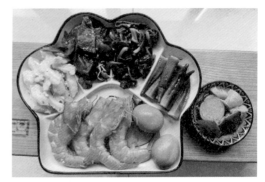

提供／吳賴辰

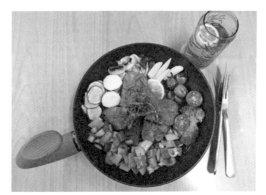

提供／丁默言

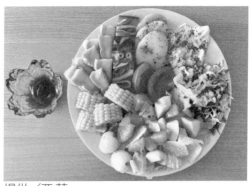

提供／亞莉

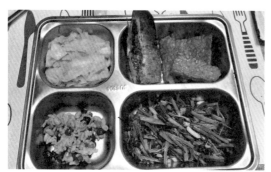

提供／劉小賀

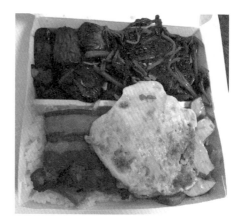

提供／黃珧荳

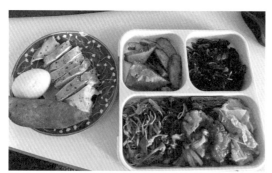

提供／ Lee Snoopy

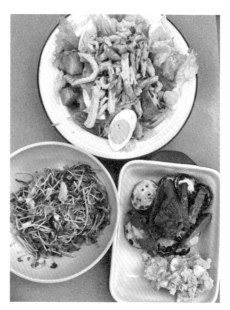

提供／汪珈瑜

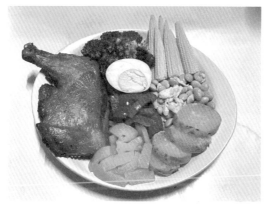

提供／王柔君

科學實證 人人適用
# 百變211
## 終極瘦身密碼

悅讀健康 169

# 科學實證 人人適用：
# 百變 211 終極瘦身密碼

作　　者／宋晏仁
選　　書／林小鈴
主　　編／潘玉女

行銷經理／王維君
業務經理／羅越華
總 編 輯／林小鈴
發 行 人／何飛鵬
出　　版／原水文化
　　　　　台北市南港區昆陽街 16 號 4 樓
　　　　　電話：（02）2500-7008　傳真：（02）2502-7676
　　　　　E-mail：H2O@cite.com.tw 部落格：http://citeh2o.pixnet.net/blog/
發　　行／英屬蓋曼群島商家庭傳媒股份有限公司城邦分公司
　　　　　台北市南港區昆陽街 16 號 8 樓
　　　　　書虫客服服務專線：02-25007718；25007719
　　　　　24 小時傳真專線：02-25001990；25001991
　　　　　服務時間：週一至週五上午 09:30 ～ 12:00；下午 13:30 ～ 17:00
　　　　　讀者服務信箱：service@readingclub.com.tw
劃撥帳號／19863813；戶名：書虫股份有限公司
香港發行／城邦（香港）出版集團有限公司
　　　　　香港九龍土瓜灣土瓜灣道 86 號順聯工業大廈 6 樓 A 室
　　　　　電話：(852)2508-6231　傳真：(852)2578-9337
　　　　　電郵：hkcite@biznetvigator.com
馬新發行／城邦（馬新）出版集團
　　　　　41, Jalan Radin Anum, Bandar Baru Sri Petaling,
　　　　　57000 Kuala Lumpur, Malaysia.
　　　　　電話：(603) 90578822　傳真：(603) 90576622
　　　　　電郵：cite@cite.com.my

城邦讀書花園
www.cite.com.tw

美術設計／劉麗雪
內頁繪圖／柯天惠 (P.100 圖 2、P.128、P.164~169)
製版印刷／卡樂彩色製版印刷有限公司
初　　版／2023 年 9 月 19 日
初版 12 刷／2024 年 9 月 6 日
定　　價／500 元

ISBN: 978-626-7268-54-4( 平裝 )

國家圖書館出版品預行編目資料

科學實證 人人適用: 百變 211 終極瘦身密碼 / 宋晏仁著 .
-- 初版 . -- 臺北市 : 原水文化出版 : 英屬蓋曼群島商家庭
傳媒股份有限公司城邦分公司發行 , 2023.09

　　面；　公分 . -- ( 悅讀健康；169)

ISBN 978-626-7268-54-4( 平裝 )

1.CST: 減重 2.CST: 健康飲食

411.94　　　　　　　　　　　　　　　112012897